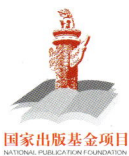

U0728293

川派中医药名家系列丛书

卓雨农

曾 倩 主编

中国中医药出版社
·北 京·

图书在版编目（CIP）数据

川派中医药名家系列丛书 . 卓雨农 / 曾倩主编 . —北京：中国中医药出版社，2018.12（2021.5 重印）

ISBN 978 – 7 – 5132 – 5017 – 7

Ⅰ . ①川…　Ⅱ . ①曾…　Ⅲ . ①卓雨农（1906—1963）—生平事迹　②中医妇科学—中医临床—经验—中国—现代　Ⅳ . ① K826.2　② R271.1

中国版本图书馆 CIP 数据核字（2018）第 112703 号

中国中医药出版社出版

北京经济技术开发区科创十三街 31 号院二区 8 号楼

邮政编码　100176

传真　010-64405721

廊坊市祥丰印刷有限公司印刷

各地新华书店经销

开本 710×1000　1/16　印张 13.25　彩插 0.75　字数 227 千字

2018 年 12 月第 1 版　2021 年 5 月第 2 次印刷

书号　ISBN 978 – 7 – 5132 – 5017 – 7

定价　59.00 元

网址　www.cptcm.com

社 长 热 线　010-64405720

购 书 热 线　010-89535836

维 权 打 假　010-64405753

微信服务号　zgzyycbs

微商城网址　https://kdt.im/LIdUGr

官 方 微 博　http://e.weibo.com/cptcm

天猫旗舰店网址　https://zgzyycbs.tmall.com

如有印装质量问题请与本社出版部联系（010-64405510）

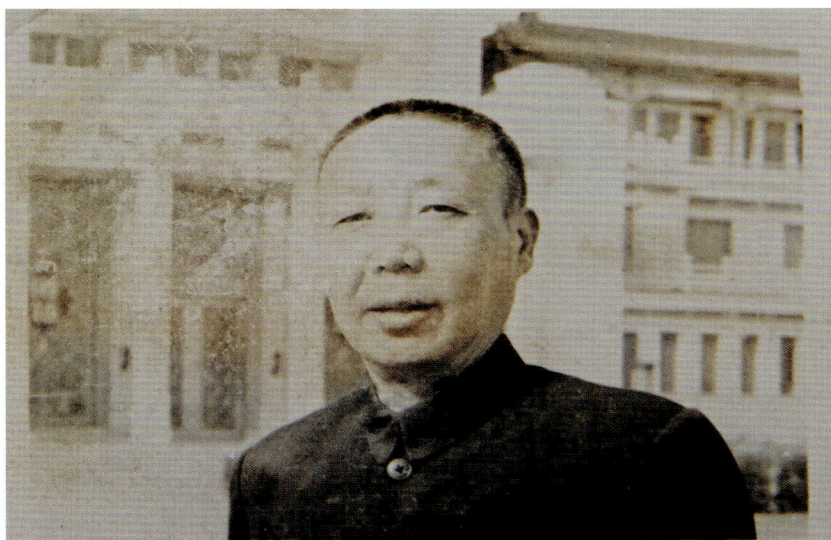

卓雨农先生中年时期

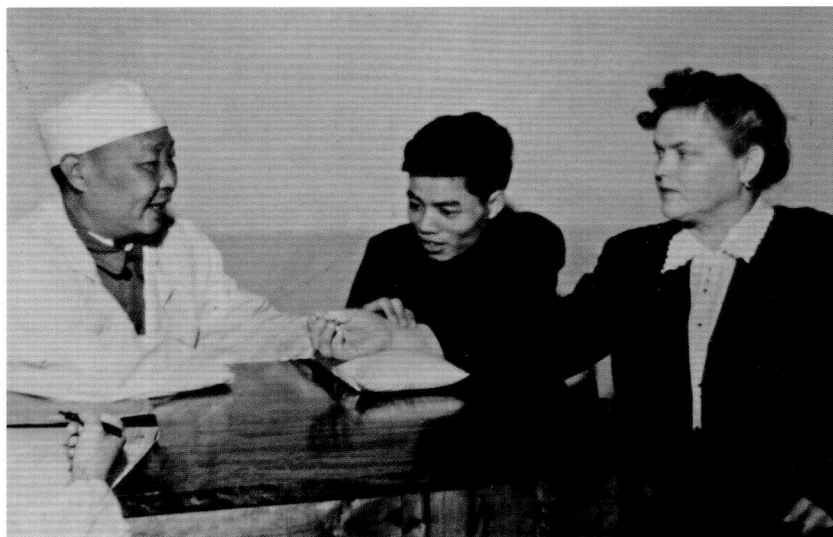

卓雨农先生（左一）为外籍患者诊病

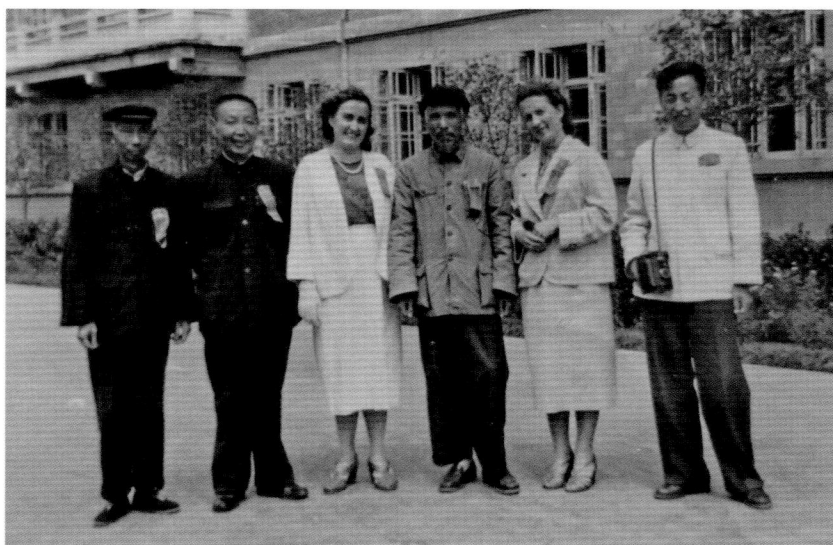

卓雨农先生（左二）与俄罗斯专家合影

运用三因 四诊 八纲

一、全面分析 现象本质 从现象到本质 由
本质给予现象......

二、从近因追溯到远因 从点到面 从局部
到整体......

有明显 有隐蔽 有主要有次要

有原则 有灵活 有范围有穿透

追源溯流 知常达变

治病必求其本 须从起根处看明白

先有小病后便有大病 先有点而后有面

先有内因而后有外因 外在因素必须通过
内因

卓雨农先生手稿（一）

从脉象误者热极脉来濡细 寒极反鼓指

1. 某 如温病热深厥深 日晡潮热

诊况虚实有寒有变 静观自洋 奋勇以降 诊识

轻病误之危笃

1. 临病审证选方用药相之守具守历浅阻不接

某建言以 相同一黄芩 草桂枝黄同一

辛热用之有害 乌梅丸辛酸苦主苦寒右佐

宏快之胃 当取诊象

2. 治过病所 治不及病 主次不清

缓急不当 全面深识病机从中主力 打中要害

立法一法而寓多法 主要以盛

卓雨农先生手稿（二）

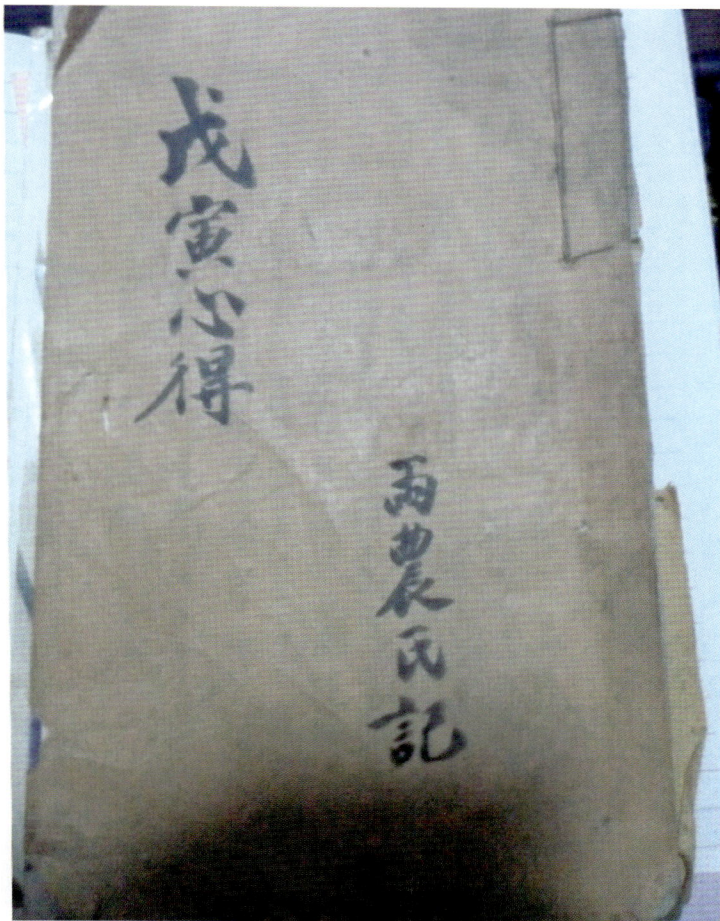

卓雨农先生手稿（三）

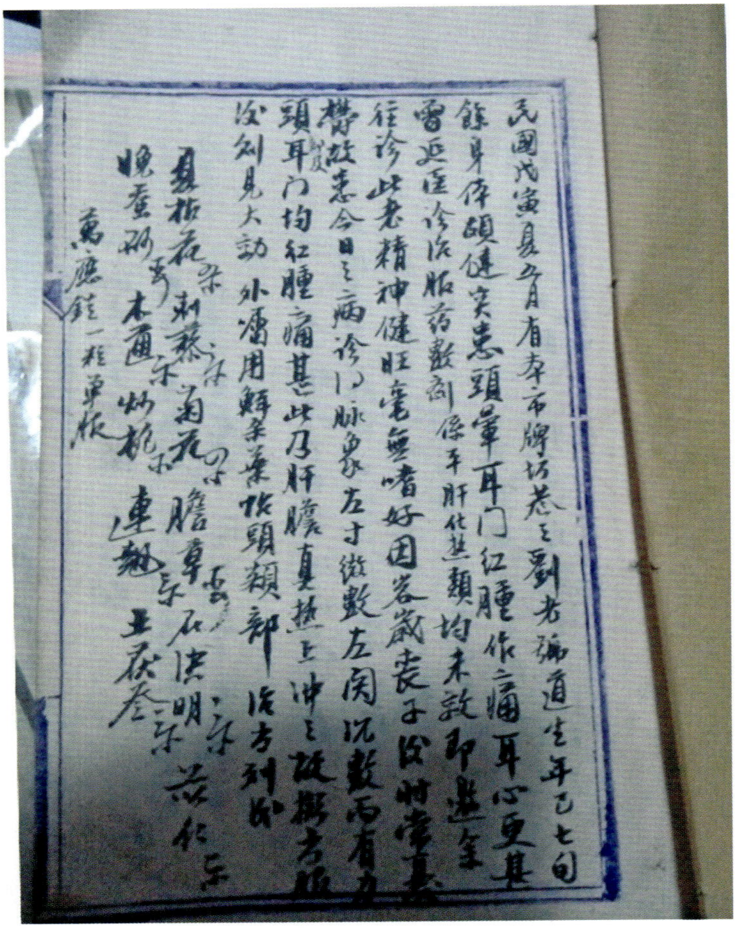

民国戊寅夏五月有本市牌坊巷之刘老孺道生年已七旬
余身体颇健实患头晕耳门红肿作痛耳心更甚
曾延医诊治服药数剂係平肝化热类均未效即邀余
往诊此老精神健旺毫无嗜好因客岁丧子肸时常悲
郁致患今日之病诊门脉象左寸微数左关沉数而有力
头耳门均红肿痛甚此乃肝胆之热上冲之故拟方服
后刻见大効 外还用鲜桑叶擂头额部 治方列下

夏枯花二钱 刺蒺藜三钱 菊花二钱 胆草一钱 石决明二钱 茯神二钱
晚蚕砂三钱 木通二钱 炒栀子二钱 连翘二钱 云茯苓二钱
万应锭一瓶单服

卓雨农先生手稿（四）

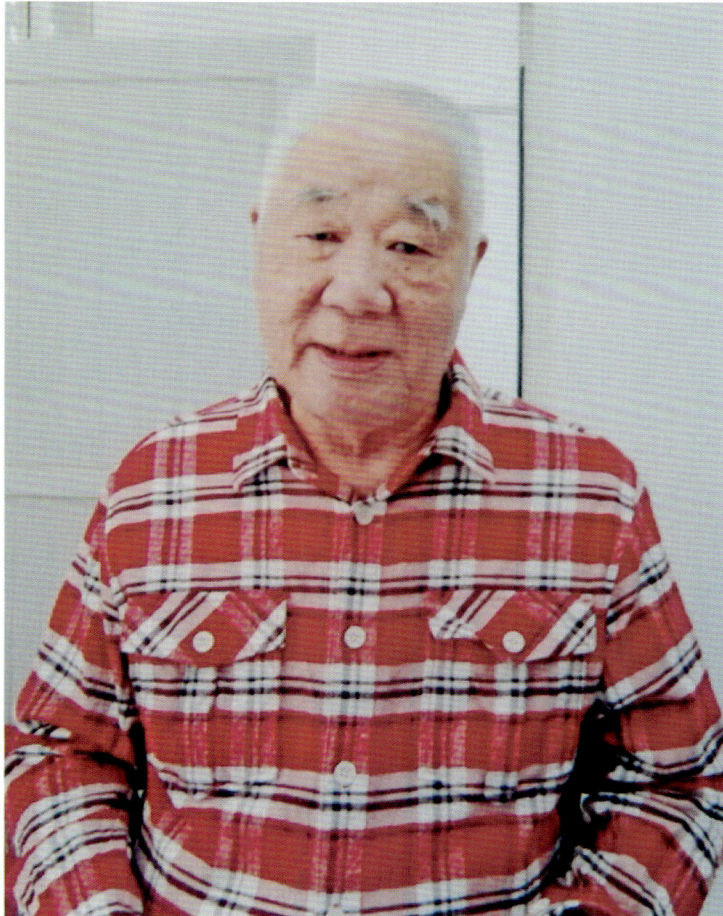

卓启墀老师近照

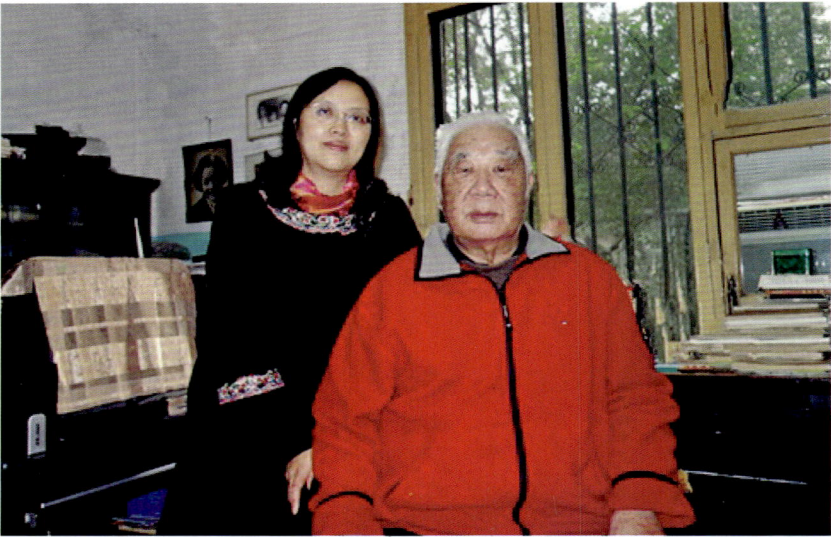

卓启墀老师与卓氏妇科传承人曾倩主任医师合影

总序————————加强文化建设，唱响川派中医

四川，雄居我国西南，古称巴蜀，成都平原自古就有天府之国的美誉，天府之土，沃野千里，物华天宝，人杰地灵。

四川号称"中医之乡、中药之库"，巴蜀自古出名医、产中药，据历史文献记载，自汉代至明清，见诸文献记载的四川医家有 1000 余人，川派中医药影响医坛 2000 多年，历久弥新；川产道地药材享誉国内外，业内素有"无川（药）不成方"的赞誉。

医派纷呈　源远流长

经过特殊的自然、社会、文化的长期浸润和积淀，四川历朝历代名医辈出，学术繁荣，医派纷呈，源远流长。

汉代以涪翁、程高、郭玉为代表的四川医家，奠定了古蜀针灸学派。郭玉为涪翁弟子，曾任汉代太医丞。涪翁为四川绵阳人，曾撰著《针经》，开巴蜀针灸先河，影响深远。1993 年，在四川绵阳双包山汉墓出土了最早的汉代针灸经脉漆人；2013 年，在成都老官山再次出土了汉代针灸漆人和 920 支医简，带有"心""肺"等线刻小字的人体经穴髹漆人像是我国考古史上首次发现，应是迄今

我国发现的最早、最完整的经穴人体医学模型，其精美程度令人咋舌！又一次证明了针灸学派在巴蜀的渊源和影响。

四川山清水秀，名山大川遍布。道教的发祥地青城山、鹤鸣山就坐落在成都市。青城山、鹤鸣山是中国的道教名山，是中国道教的发源地之一，自东汉以来历经2000多年，不仅传授道家的思想，道医的学术思想也因此启蒙产生。道家注重炼丹和养生，历代蜀医多受其影响，一些道家也兼行医术，如晋代蜀医李常在、李八百，宋代皇甫坦，以及明代著名医家韩懋（号飞霞道人）等，可见丹道医学在四川影响深远。

川人好美食，以麻、辣、鲜、香为特色的川菜享誉国内外。川人性喜自在休闲，养生学派也因此产生。长寿之神——彭祖，号称活了800岁，相传他经历了尧舜夏商诸朝，据《华阳国志》载，"彭祖本生蜀"，"彭祖家其彭蒙"，由此推断，彭祖不但家在彭山，而且他晚年也落叶归根于此，死后葬于彭祖山。彭祖山坐落在成都彭山县，彭祖的长寿经验在于注意养生锻炼，他是我国气功的最早创始人，他的健身法被后人写成《彭祖引导法》；他善烹饪之术，创制的"雉羹之道"被誉为"天下第一羹"，屈原在《楚辞·天问》中写道："彭铿斟雉，帝何飨？受寿永多，夫何久长？"反映了彭祖在推动我国饮食养生方面所做出的贡献。五代、北宋初年，著名的道教学者陈希夷，是四川安岳人，著有《指玄篇》《胎息诀》《观空篇》《阴真君还丹歌注》等。他注重养生，强调内丹修炼法，将黄老的清静无为思想、道教修炼方术和儒家修养、佛教禅观会归一流，被后世尊称为"睡仙""陈抟老祖"。现安岳县有保存完整的明代陈抟墓，有陈抟的《自赞铭》，这是全国独有的实物。

四川医家自古就重视中医脉学，成都老官山出土的汉代医简中就有《五色脉诊》（原有书名）一书，其余几部医简经初步整理暂定名为《敝昔医论》《脉死候》《六十病方》《病源》《经脉书》《诸病症候》《脉数》等。学者经初步考证推断极有可能为扁鹊学派已经亡佚的经典书籍。扁鹊是脉学的倡导者，而此次出土的医书中脉学内容占有重要地位，一起出土的还有用于经脉教学的人体模型。唐代杜光庭著有脉学专著《玉函经》3卷，后来王鸿骥的《脉诀采真》、廖平的《脉学辑要评》、许宗正的《脉学启蒙》、张骥的《三世脉法》等，均为脉诊的发展做出了贡献。

昝殷，唐代四川成都人。昝氏精通医理，通晓药物学，擅长妇产科。唐大中年间，他将前人有关经、带、胎、产及产后诸症的经验效方及自己临证验方共378首，编成《经效产宝》3卷，是我国最早的妇产科专著。加之北宋时期的著名妇产科专家杨子建（四川青神县人）编著的《十产论》等一批妇产科专论，奠定了巴蜀妇产学派的基石。

宋代，以四川成都人唐慎微为代表撰著的《经史证类备急本草》，集宋代本草之大成，促进了本草学派的发展。宋代是巴蜀本草学派的繁荣发展时期，陈承的《重广补注神农本草并图经》，孟昶、韩保昇的《蜀本草》等，丰富、发展了本草学说，明代李时珍的《本草纲目》正是在此基础上产生的。

宋代也是巴蜀医家学术发展最活跃的时期。四川成都人、著名医家史崧献出了家藏的《灵枢》，校正并音释，名为《黄帝素问灵枢经》，由朝廷刊印颁行，为中医学发展做出了不可估量的贡献，可以说，没有史崧的奉献就没有完整的《黄帝内经》。虞庶撰著的《难经注》、杨康侯的《难经续演》，为医经学派的发展奠定了基础。

史堪，四川眉山人，为宋代政和年间进士，官至郡守，是宋代士人而医的代表人物之一，与当时的名医许叔微齐名，其著作《史载之方》为宋代重要的名家方书之一。同为四川眉山人的宋代大文豪苏东坡，也有《苏沈内翰良方》（又名《苏沈良方》）传世，是宋人根据苏轼所撰《苏学士方》和沈括所撰《良方》合编而成的中医方书。加之明代韩懋的《韩氏医通》等方书，一起成为巴蜀医方学派的代表。

四川盛产中药，川产道地药材久负盛名，以回阳救逆、破阴除寒的附子为代表的川产道地药材，既为中医治病提供了优良的药材，也孕育了以附子温阳为大法的扶阳学派。清末四川邛崃人郑钦安提出了中医扶阳理论，他的《医理真传》

《医法圆通》《伤寒恒论》为奠基之作，开创了以运用附、姜、桂为重点药物的温阳学派。

清代西学东进，受西学影响，中西汇通学说开始萌芽，四川成都人唐宗海以敏锐的目光捕捉西学之长，融汇中西，撰著了《血证论》《医经精义》《本草问答》《金匮要略浅注补正》《伤寒论浅注补正》，后人汇为《中西汇通医书五种》，成为"中西汇通"的第一种著作，也是后来人们将主张中西医兼容思想的医家称为"中西医汇通派"的由来。

名医辈出 学术繁荣

中华人民共和国成立后，历经沧桑的中医药，受到党和国家的高度重视，在教育、医疗、科研等方面齐头并进，一大批中医药大家焕发青春，在各自的领域里大显神通，中医药事业欣欣向荣。

四川中医教育的奠基人——李斯炽先生，在1936年创立了"中央国医馆四川分馆医学院"，简称"四川国医学院"。该院为国家批准的办学机构，虽属民办但带有官方性质。四川国医学院也是成都中医学院（现成都中医药大学）的前身，当时汇集了一大批中医药的仁人志士，如内科专家李斯炽、伤寒专家邓绍先、中药专家凌一揆等，还有何伯勋、杨白鹿、易上达、王景虞、周禹锡、肖达因等一批蜀中名医，可谓群贤毕集，盛极一时。共招生13期，培养高等中医药人才1000余人，这些人后来大多数都成为中华人民共和国成立后的中医药领军人物，成为四川中医药发展的功臣。

1955年国家在北京成立了中医研究院，1956年在全国西、北、东、南各建立了一所中医学院，即成都、北京、上海、广州中医学院。成都中医学院第一任院长由周恩来总理亲自任命。李斯炽先生继创办四川国医学院之后又成为成都中医学院的第一任院长。成都中医学院成立后，在原国医学院的基础上，又汇集了一大批有造诣的专家学者，如内科专家彭履祥、冉品珍、彭宪章、傅灿冰、陆干甫；伤寒专家戴佛延；医经专家吴棹仙、李克光、郭仲夫；中药专家雷载权、徐楚江；妇科专家卓雨农、曾敬光、唐伯渊、王祚久、王渭川；温病专家宋鹭冰；外科专家文琢之；骨、外科专家罗禹田；眼科专家陈达夫、刘松元；方剂专家陈潮祖；医古文专家郑孝昌；儿科专家胡伯安、曾应台、肖正安、吴康衡；针灸专家余仲权、薛鉴明、李仲愚、蒲湘澄、关吉多、杨介宾；医史专家孔健民、李介民；中医发展战略专家侯占元等。真可谓人才济济，群星灿烂。

北京成立中医高等院校、科研院所后，为了充实首都中医药人才的力量，四川一大批中医名家进驻北京，为国家中医药的发展做出了巨大贡献，也展现了四川中医的风采！如蒲辅周、任应秋、王文鼎、王朴诚、王伯岳、冉雪峰、杜自明、李重人、叶心清、龚志贤、方药中、沈仲圭等，各有精专，影响广泛，功勋卓著。

北京四大名医之首的萧龙友先生，为四川三台人，是中医界最早的学部委员（院士，1955 年）、中央文史馆馆员（1951 年），集医道、文史、书法、收藏等于一身，是中医界难得的全才！其厚重的人文功底、精湛的医术、精美的书法、高尚的品德，可谓"厚德载物"的典范。2010 年 9 月 9 日，故宫博物院在北京为萧龙友先生诞辰 140 周年、逝世 50 周年，隆重举办了"萧龙友先生捐赠文物精品展"，以缅怀和表彰先生的收藏鉴赏水平和拳拳爱国情怀。萧龙友先生是一代举子、一代儒医，精通文史，书法绝伦，是中国近代史上中医界的泰斗、国学家、教育家、临床大家，是四川的骄傲，也是我辈的楷模！

追源溯流　振兴川派

时间飞转，掐指一算，我自 1974 年赤脚医生的"红医班"始，到 1977 年大学学习、留校任教、临床实践、跟师学习、中医管理，入中医医道已 40 年，真可谓弹指一挥间。俗曰：四十而不惑，在中医医道的学习、实践、历练、管理、推进中，我常常心怀感激，心存敬仰，常有激情冲动，其中最想做的一件事就是将这些中医药实践的伟大先驱者，用笔记录下来，为他们树碑立传、歌功颂德！缅怀中医先辈的丰功伟绩，分享他们的学术成果，继承不泥古，发扬不离宗，认祖归宗，又学有源头，师古不泥，薪火相传，使中医药源远流长，代代相传，永续发展。

今天，时机已经成熟，四川省中医药管理局组织专家学者，编著了大型中医专著《川派中医药源流与发展》，横跨两千年的历史，梳理中医药历史人物、著作，以四川籍（或主要在四川业医）有影响的历史医家和著作为线索，理清历史源流和传承脉络，突出地方中医药学术特点，认祖归宗，发扬传统，正本清源，继承创新，唱响川派中医药。其中，"医道溯源"是以民国以前的川籍或在川行医的中医药历史人物为线索，介绍医家的医学成就和学术精华，作为各学科发展的学术源头。"医派医家"是以近现代著名医家为代表，重在学术流派的传承与发展，厘清流派源流，一脉相承，代代相传，源远流。《川派中医药源流与发展》一书，填补了川派中医药发展整理的空白，是集四川中医药文化历史和发展现状之大成，理清了川派学术源流，为后世川派的研究和发展奠定了坚实的基础。

我们在此基础上，还编著了《川派中医药名家系列丛书》，汇集了一大批近现代四川中医药名家，遴选他们的后人、学生等整理其临床经验、学术思想编辑成册。预计编著一百人，这是一批四川中医药的代表人物，也是难得的宝贵文化遗产，今天，经过大家的齐心努力终于得以付梓。在此，对为本系列书籍付出心血的各位作者、出版社编辑人员一并致谢！

由于历史久远，加之编撰者学识水平有限，书中罅、漏、舛、谬在所难免，敬望各位同仁、学者提出宝贵意见，以便再版时修订提高。

中华中医药学会　副会长

四川省中医药学会　会　长

四川省中医药管理局　原局长　　杨殿兴

成都中医药大学　教授、博士生导师

2015 年春于蓉城雅兴轩

卓启墀序 —————————————————————————

　　中医学历史悠久，博大精深，源远流长，为中华民族的繁衍昌盛做出了巨大贡献，是中华民族的瑰宝。

　　先父卓君雨农，成都人也，出生于官宦之家，祖上世居于闽南，于康乾时入川，定居蓉城棉花街内，系卓家后裔卓梦月一脉之后。先祖卓翰屏先生以仁术为业，悬壶川蜀。先父幼时便由先祖授以岐黄之术，熟读《内》《难》《伤寒》《金匮》等医籍，因聪慧机智，刻苦用功，加之对中医悟性极高，触类旁通，精研内、妇、儿各科，尤对妇科颇有造诣。不及弱冠，先父便开始行医济世；18 岁即参加四川省中医资格考试，名列前茅，颇具名气；其后更以少年英才悬壶蜀中，声名远扬，载誉蓉城，世所称道，有"卓半城"之雅誉。1963 年 4 月 17 日先父积劳成疾，病逝于成都，终年 57 岁。

　　先父从医 35 年，家学渊源，根基深厚，临床经验丰富，重视"妇女以血为主，以血为用"的生理特点，对妇科疾病的论治重在调气血、养肝肾、和脾胃，在具体施治时要补而不滞、滋而不腻、温而不燥、清而不凝、行而不破、涩不留瘀。他极注意照顾妇女经、孕、产、乳的生理特点，并辨证用药。通过世代家传和个人长期实践，先父组方用药精而不杂，药味少，用量轻，价格低廉。陈毅副总理曾赞誉他说："你的中药，贫下中农看得起。"

先父生前根据家族世代治疗妇女疾病的秘传和自己几十年的临床经验，参以各家妇科文献资料，以月经、带下、妊娠、产后、杂病等各种疾病为主要内容，选方用药力求简便有效，最后综合整理，草为手稿，以期对后之学者有所启示，为中医之传承发扬有所贡献。

后来，曾倩主任医师有心整理、发扬先父遗著，数告于余。曾医生曾跟师于我5年余，是我唯一的徒弟，也尽得先父之真传。余感其诚，甘愿将先父秘而不宣的宝贵经验——先父手稿悉数交予其整理出书，奉献于社会，以期惠及后学与患者，以遂先父之遗愿。

书成，曾医生索序于余，观其撰文，全书分为生平简介、临床经验、学术思想、学术传承、论著提要和附录六大部分，较全面地再现了先父的学术特点与临床经验，为继承、整理、发扬先父之秘术，弘扬中医药学尽到了自己的一份心意。余亦希望此书之面世能使先父生前宝贵的中医妇科治疗经验得以传承，能在保护妇女健康方面有所裨益，能为中医事业之振兴增砖添瓦，故乐为之序。

辛巳 菊月

卓启墀于成都中医药大学卓寓故居

刘 序 —————————————————————————

　　曾倩主任中医师寄来她主编的《卓雨农》书稿，我读后欣歉交集，思绪联翩。

　　先师卓雨农先生的嫡传弟子卓启墀是一位中西医并蓄的妇科专家。曾倩是卓启墀教授的弟子，在卓启墀老师亲力亲策的指导下，她承担了本书的主编任务，难能可贵地将卓氏两代传人的中医学术特色熔为一炉，在运用卓雨农先生临证经验上颇具心得，体现了代代接力的特色，并表现出卓雨农先师的人品、医品、术品和业绩。

　　先师卓雨农是我读成都中医学院时中医妇科学的启蒙老师。当时学校还没有统编的教材，卓老用他自己编写的中医妇科学讲义全程给我们讲课，亲自带我们临床实习，随后我有幸被他提名分配在他领导下的妇科教研室工作。当时，我是教研室唯一一个年轻助教，卓老在教学的各个环节都对我精心培养。全国高等医药院校试用教材《中医妇科学》（一、二版）均是在卓老的带领下编写的，特别是第二版中提出了前所未有的中医妇科新病种，卓老命名为"绝经前后诸证"，卓老亲自指导我参予该病种的编写。本病种至今仍是中医妇科新病种研究的范例。几十年来我不时追忆恩师病重住院期间，我守候在他床旁，他还经常给我讲述一些疑难病案和用药心得。其中有一个病案一直难以忘记：1950年前后，他在华西医院妇科会诊一位低烧数月、原因不明、用药无效的女患者。卓老辨证为气血虚弱，虚热内扰，然用甘温除热之法未见效。他认为，辨证、治法、用方基本是有根有据的，何以无效？故仍守其法用原方而调其药，在原方中加青蒿一钱半，清其虚热，3剂药后热除。他说："'甘温除大热'是中医清虚热之法，加青蒿，轻取除热而效。"在处方方面，卓老临床喜用二至丸、五子衍宗丸、四逆散、寿胎丸、加减补中益气汤、加减丹栀逍遥散、加减两地汤、加减平胃散等；在选药方面，卓老喜用桑寄生、制香附、侧柏叶、红泽兰、阿胶珠等。他拟定的通脉大生片，60多年来作为医院制剂，常用于多种妇科疾病的肾虚证，疗效肯定。卓老临床主方精当、主辅分明、药味精准、加减有据，配伍用药时具有补而不滞、行而不伤、重病轻取、身心并调等特点，亦是我临床始终遵循的准绳。

　　遗憾的是，我曾保存的卓老授课的课堂笔记、临床记录等因多种因素散失，我多年前启动撰写的《卓雨农中医妇科治疗学方剂解读》至今也尚未完稿，未能接好传承使命，这是我对恩师的愧歉。好在卓启壎、曾倩先行整理卓老临床经验，坚守先师的学术传承，是我所不及而又深感欣慰的。

　　我有意借此序感谢先师的培育之恩，同时见证了本书是一部卓雨农医学真实世界里的传承大著，特此推荐给读者，以领悟前辈的医学精髓。

成都中医药大学　　　　
2018.7.21 于北京

编写说明 ————————————————————————

卓雨农是中医妇科界著名的老前辈。先生家学渊源，根基深厚，临床经验丰富，临证时十分重视"妇女以血为本，以血为用"的生理特点，对妇科疾病的论治，重在调气血、养肝肾、和脾胃，具体施治时遵从补而不滞、滋而不腻、温而不燥、清而不凝、行而不破、涩不留瘀的原则；同时，注意照顾妇女经、孕、产、乳的生理特点，并据此辨证、遣方、用药，通过世代家传和个人的长期实践，形成了组方用药精、药味少、用量轻、价低廉的特点。

笔者有幸跟师卓雨农之子卓启墀老师，得其临证真传，受益匪浅，并有幸获赠卓家世传秘而不宣的宝贵经验总结——卓雨农先生手稿。笔者将其整理出书，奉献于社会，以期惠及后学与患者，以遂先生之遗愿。

本课题来源于四川省中医药管理局，课题名为"卓雨农学术思想及临证经验的整理与评价研究"，课题编号2012CP09H2012035，编写经费由四川省中医药管理局提供。

本书的生平简介由何玲、魏世胤协助整理；临床经验由邓琳雯、刘艺、黄叶芳、谭雯涓、钟燕梅、段培培、冯玉霞、王洁、王珍、赵俊锋、李若薇、赵正滢、蒲丽萍、章刚、王田平、魏世胤、韩雪梅、冯佳佳、蓝婧、夏宛廷、周航协助整理；学术思想由何玲、李蕴璐、李若薇、王珍、魏世胤协助整理；学术传承由钟燕梅、魏世胤协助整理；论著提要由卓启墀、李若薇、章刚、魏世胤协助整理；附录由赵俊峰、魏世胤、王田平、蓝婧、章刚、蒲丽萍、王珍、李若薇、赵正滢、胡幽兰协助整理。

由于水平和时间所限，本书内容难免有疏漏与不足之处，请前辈、同行及广大读者提出宝贵意见，以便今后完善。此外，本书中部分方药未注明剂量者，皆因卓雨农先生手稿原文如此。

最后，感谢卓启墀老师百忙之中不辞辛苦的关心与指导；也感谢参与本书编写的各位老师、同学所付出的辛勤劳动；感谢所引用文献的作者；感谢四川省中医药管理局和中国中医药出版社对本书出版的大力支持。

曾　倩

2018 年 4 月

目　录

001　**生平简介**

005　**临床经验**

006　　**月经病篇**

006　　　一、月经病总论

008　　　二、月经先期

011　　　三、月经后期

016　　　四、月经过多

020　　　五、月经过少

024　　　六、崩漏

028　　　七、痛经

033　　　八、闭经

037　　　九、经行吐衄

039　　　十、经行便血

041　　　十一、小结

042　　带下病篇

042　　　　一、带下病总论

043　　　　二、白带

046　　　　三、赤带

048　　　　四、黄带

049　　　　五、青带

051　　　　六、黑带

053　　妊娠病篇

053　　　　一、妊娠病总论

055　　　　二、妊娠腹痛

059　　　　三、恶阻

063　　　　四、胎动不安、堕胎、小产、早产、滑胎

067　　　　五、转胞

070　　　　六、子淋

073　　　　七、子肿（妊娠水肿）

076　　　　八、子痫

079　　产后病篇

079　　　　一、产后病总论

080　　　　二、产后发热

084　　　　三、产后血崩

087　　　　四、产后痉证

089　　　　五、乳汁不行

091　　　　六、产后乳汁自出（漏乳）

093　　杂病篇

093　　　　一、杂病总论

093　　　　二、癥瘕（附：子宫岩）

100　　　　三、不孕症

104　　　　　四、阴痒

106　　　　　五、阴挺

109　　　　　六、脏躁

110　　卓雨农常用独特方药举隅

110　　　　　一、通脉大生丸

111　　　　　二、加减苁蓉菟丝子丸

112　　卓雨农典型医案举隅及浅析

112　　　　　一、月经过多

113　　　　　二、崩漏

114　　　　　三、闭经

116　　曾倩运用卓雨农经验之临证录及浅析

116　　　　　一、月经先期

118　　　　　二、缺乳、乳汁不行

119　　　　　三、月经过少

121　　　　　四、崩漏

123　　　　　五、闭经

125　　　　　六、经行吐衄

127　　　　　七、带下病

129　　　　　八、妊娠恶阻

131　　　　　九、胎漏

132　　　　　十、不孕症

134　　　　　十一、癥瘕

136　　　　　十二、妇人脏躁

139　　学术思想

140　　　　　一、女性生理：肾为本、血为用、冲任为核心

140　　　　　二、临证思辨卓识：重整体，调阴阳，补肾培元，气血互用

142　　　　三、临床治疗心法：调气血、和脾胃、固冲任（即养肝肾）

145　　　　四、辨证论治真传：经、带、胎、产及妇科杂病

145　　　　五、卓氏用药特色：平调、精炮制、明药理、重经方

149　**学术传承**

153　**论著提要**

154　　　　一、《中医妇科临床手册》

155　　　　二、《中医妇科学讲义》

156　　　　三、《中医妇科治疗学》

159　**附录**

160　　　　附一　我的父亲卓雨农

163　　　　附二　戊寅心得：内科医案二则

165　　　　附三　重症肌无力案

166　　　　附四　产后流血的诊断和处理

171　　　　附五　卓启墀老师医案选载

180　　　　附六　卓氏常用处方

193　**参考文献**

生平简介

卓雨农

卓雨农（1906—1963），四川成都人，出生于官宦之家，祖上世居闽南，先祖康乾时期入川，落户岳池，后迁华阳（即今成都），以酱园买卖为生，在成都创办了著名的"广益号"酱园铺。先祖卓秉恬（字静远，号海帆，生于1782年，卒于1855年，谥号卓文端公），清嘉庆年间中进士，官拜武英殿大学士（四川古代历史上官职较高的官员之一），建相府于成都棉花街，从此卓家入世从宦。其子卓枟位至礼部侍郎，其后渐匿官场，回川仍以"广益号"为生。卓雨农先生出生、长于此地，系卓家后代卓梦月一脉后裔。卓雨农父亲卓翰屏先生以仁术为业，悬壶川蜀。卓雨农先生不及弱冠之年便由其父授以岐黄之术，熟读《内经》《难经》《伤寒论》《金匮要略》等经典古籍。因其聪慧机智，刻苦用功，加之对中医悟性极高，触类旁通，故精研内、妇、儿各科，尤对妇科颇有造诣。卓雨农17岁便开始行医济世；18岁即参加四川省中医资格考试，名列前茅，当时就已颇具名气；其后更是以少年英才悬壶济世于蜀中，声名远扬，载誉蓉城，举城上下无人不知，有"卓半城"之雅誉，与当地名医陆景庭、王朴诚等齐名。时人有诗赞曰："锦官丝城棉花街，三代荣封卓秉恬。更喜家风传久远，名医名宦名酱园。"

卓雨农先生自幼勤奋好学，严受父教，博览古今医书，深得岐黄精义，并受诸多医家先辈启发，博采众长，勇于创新，不因循守旧，在长期的临床实践中逐渐形成独具风格特色的学术思想和诊疗技术，积累了丰富的临床经验，为中医药及人民卫生事业的发展、弘扬做出了巨大贡献。

中华人民共和国成立前，卓雨农先生积极参与中医界活动，募捐资助"四川国医学院"。1951年，卓雨农先生就职于成都市第一人民医院，1956年任该院副院长。1954年当选四川省第一、二届人大代表，常务委员会委员，并曾担任农工民主党四川省委员会常务委员之职。1957年调至成立不久的成都中医学院附属医院，任副院长兼妇科教研室主任。1959年晋升为教授。1961年荣获"全国文教卫生先进工作者"称号，并光荣出席了全国群英会。卓雨农先生以严谨的态度、高尚的医德、精湛的医术深受患者和同行赞誉。

卓雨农先生教学时循循善诱，诲人不倦，关心爱护学生，是教书育人的一代宗师。尽管卓雨农先生熟谙《内经》《伤寒论》《金匮要略》等古典医籍，有着精深的中医理论功底，但为搞好教学工作，仍常常备课至子夜晨曦。主持教研室工作期间，他重视青年教师的培养，形成了较强的学术梯队。他还主编了全国高等医药院校试用教材《中医妇科学》（第1、2版），以及全国中医学院统编教材《中医妇科学讲义》，为我国高等中医药教育中医妇科学的教材建设做出了重要的贡献。卓雨农先生还著有《中医妇科临床手册》《中医妇科治疗学》《论崩漏》等。其中《中医妇科临床手册》（四川人民出版社1958年出版）为中华人民共和国成立后中医妇科学领域的第一部专著，书中的证治方药大多是他个人的临床心得。《中医妇科治疗学》（四川人民出版社1980出版）从病种到证型、自制方、习用方，都是他几十年临床经验的结晶，体现了先生从整体观出发，坚持"辨证求因，审因论治"的原则和"着重调整和恢复机体自然功能"的学术观点，是一部有较高临床价值的专著。

然而，天妒英才，1963年4月17日，卓雨农先生积劳成疾，病逝于成都，年仅57岁。卓雨农先生早归仙道，无疑是四川乃至全国医学界的一大损失和遗憾。卓雨农先生在他30余年的行医生涯中，医人无数，桃李满园，他的学术思想和临床经验值得后学之士传承与发扬，幸其毕生心血已有薪火相传。鉴于卓雨农先生为中医药事业做出的卓越贡献，时任四川省委书记赵苍璧同志主持了追悼会，对先生一生的成就给予了极高评价。

临床经验

川派中医药名家系列丛书

卓雨农

月经病篇

一、月经病总论

月经是女性发育成熟后，脏腑、天癸、气血、经络协调作用于胞宫而出现的胞宫定期出血的生理现象。正如《内经》所云："女子七岁，肾气盛，齿更发长；二七而天癸至，任脉通，太冲脉盛，月事以时下……七七，任脉虚，太冲脉衰少，天癸竭，地道不通，故形坏而无子也。"又如《血证论》所言："经血者，血之余也，夫新生旧除，天地自然之理，故月有盈亏，海有潮汐，女子之血，除旧生新，是满则溢、盈必亏之道，女子每月则行经一度，盖所以泄血之余也。"女性在一定的年龄阶段，除生理上的停经（妊娠和哺乳）外都有月经。正常的月经周期为 28 天左右，如周期在 23 ~ 34 天内，月月如此，无其他不适者，也属正常。若超出这个范围，或兼有其他不适则属于月经病，但需与某些特殊情况鉴别。古书记载有月经两月一来者称"并月"，三月一潮者称为"季经"或"居经"，一年一行者称"避年"，终生不潮但能受孕者称"暗经"，受孕初期仍能按月有少量出血而无损于胎儿者称为"激经"，又称"垢胎"或"盛胎"，这些情况都属正常，不做病论。月经病是指以月经周期、经期、经量、经色、经质等的异常为主要临床表现，或伴随月经周期，或于绝经前后出现明显症状为特征的一类疾病。以月经周期异常为主的病证有月经先期、月经后期、月经先后不定期；以月经经期异常为主的病证有经期延长；以月经经量异常为主的疾病有月经过多、月经过少；月经周期和经期、经量都发生严重异常的病证有崩漏。月经的非生理性停闭称为闭经。以伴随月经周期出现相关症状为特征的病证有痛经、经行泄泻、经行发热、经行身痛等。

卓老认为，产生月经病的原因虽多，但归纳起来不外三种：内因、外因和不内外因。由于先天禀赋不足，或七情刺激，如恚怒伤肝、忧思伤脾等导致月经不调，此为内因。外因即寒、热、湿、暑、燥、火等外感六淫，以寒、热、湿三邪为著。寒为阴邪，易伤阳气；寒性收引，主凝滞，易使气血阻滞不通。寒邪或由外及里侵袭，伤及肌肤、经络、血脉，或经期、产后血室正开，寒邪由阴户上客，入侵冲任、胞宫，进而发生经行身痛、经行腹痛、月经后期、月经量少、闭经等疾病。热为阳邪，其性炎上，易耗气伤津，损伤正气。外感或内生火热之邪，或素体阳盛，尤其在经、孕、产褥期，热邪易乘虚而入，损伤冲任，发为经行发热、经行头痛、月经先期、月经过多、崩漏等疾病。湿为阴邪，其性黏滞，湿性趋下，易袭阴位。湿留体内日久，可随体质的阴阳盛衰而发生寒化或热化，亦可因经期、产后胞室开放，摄生不慎，邪从外入，导致月经后期、月经量少、经行腹痛、经期延长等疾病。不内外因包括饮食不节、劳倦过度，以及房事不慎等，均可引起月经量少、月经量多、月经先期、月经后期、月经先后不定期等多种月经疾病。

月经病的辨证，需将月经的期、量、色、质的异常与全身症状相结合，辨别寒热虚实。以期而论，先期多为热，阳气胜阴则血流散溢；后期多为寒，阴气胜阳则胞寒气冷，血不运行而经停；先后不定期多属肝气郁滞。以量而论，过多为有余，属实属热，血海充盈应时而下，满则溢；过少为不足，属寒属虚，血海空虚难应时而下。以质而论，量多质稠多属热实，量少色淡多属气血不足。以色而论，色紫黯、有血块多由瘀血所致。其临床变化多端，不能详尽。

月经病的治则，应调经治本，分清经病与他病的关系。治本应谨守病机，审证求因，采用调理气血、补肾、扶脾、疏肝、调理冲任等法。因月经疾病的发生多为肝肾病变伤及冲任，或其他原因致冲任损伤，或不固，或未充，或渐衰，或亏损，因此，在治疗上常常从肝肾入手，治肝肾以治冲任，肝肾得养，则冲任的功能自然恢复，同时应重视调理气血，根据气血失衡的偏颇，或重于气或重于血，或气血并重。

临证时还应标本兼顾，分清先后。若以治本为先，当兼顾治标；若以治标为急，亦当兼顾治本。例如虚性痛经以温经养血治本，也宜兼以止痛治标。崩中以止血为急，但又需澄源以治本。另外，还须分经前、经期、经后不同阶段论治，治法虽各有侧重，却又相互联系。如气虚月经过多，应经前补气，经期补气摄血止血，经净后益气养血，继以补益肝肾脾以调固冲任。一般来说，经期急则治标，经后缓则治本。

上工治未病，防患于未然。卓老强调，月经疾病应首重预防调摄。平时应注意饮食起居，做到节饮食——不可偏嗜辛辣助阳或生冷寒凉之品；适寒温——随气候冷暖变化增减衣服，避免寒热所伤；调情志——避免不良精神因素的刺激，心平气和、精神舒畅，则经候如常；防劳倦——避免劳作伤力、房事过度等，以免伤肾气、耗精血。经期调护尤其重要，注意卫生保健，避免过劳或剧烈运动。过劳则气耗，《素问·举痛论》云："劳则喘息汗出，外内皆越，故气耗矣。"久则气少力衰，神疲形瘦，伤及冲任，发为月经量少、月经后期、闭经、崩漏等。过逸则气血不畅，瘀阻痰凝，发为痛经、月经量少、闭经等。

二、月经先期

（一）概论

正常月经，约三旬一至，三旬等同于农历一个月的时间。不满22天即月经来潮，并伴有其他不适症状者称为月经先期，又称为"经水先期""经早""经水不及期"。也有月经偶尔先期而来，但无其他不适，不应作月经先期处理。张景岳在《景岳全书·妇人规》中说："所谓经早者，当以每月大概论……勿以素多不调，而偶见先期者为早。"这确属经验之谈。本病相当于西医学排卵型功能失调性子宫出血病的黄体功能不全、盆腔炎等所致的子宫出血，常与月经量多并见，严重者可发展成为崩漏，应及时进行治疗。

（二）因机详述

月经先期的病因病机多为血热、气虚、肝郁气滞和血瘀。临床时，必须详辨寒热虚实。

1. 血热

《景岳全书·妇人规》引王子亨说"阳太过则先期而至"，朱丹溪《丹溪心法·妇人门》也认为"经水不及期而来者血热也"。一般月经先期多属热，虽然属热，其本多虚，因虚而夹火，血热则气亦热，热迫血行，血运失其常度，遂致月经先期而至。此外，还需鉴别虚热与实热。

实热：《傅青主女科》中"先期而来多者，火热而水有余也"，是说月经先期，而月经量较多者，多由阳盛血热所致。

虚热：《傅青主女科》中"先期而来少者，火热而水不足也"，是言月经虽先期而来，但月经量较少，这是由于阴虚内热，阳有余而阴不足所致。

2. 气虚

《景岳全书·妇人规》说："若脉证无火，而经早不及期者，乃其心脾气虚，不能固摄而然……此辈极多，若作火治，必误之矣。"气为血之帅，血为气之母，气虚则血无所帅，失于固摄以致月经先期而至。

3. 肝郁气滞

薛立斋《女科撮要》说："……若先期而至者，有因脾经血燥，有因脾经郁滞，有因肝经怒火……"说明肝气郁滞可以引起月经先期而至，因肝主疏泄，喜调达而恶抑郁，肝郁则气结，气结久而化热，热迫血妄行，以致月经先期。

4. 血瘀

亦有血瘀而致月经先期者，瘀血既积，气不能运，血不归经，可致月经先期。

（三）治则治法

治疗月经先期应着重热与虚。《景岳全书·妇人规》指出："然先期而至，虽曰有火，若虚而夹火，则所重在虚，当以养营安血为主。亦有无火而先期者，则或补中气，或固命门，皆不宜过用寒凉也。"若是阴虚血热所致，须考虑到虚的一面，以滋阴清热、养血安营为主要治法。临证时应结合患者全身症状，寻找根本病因，随证立法，随法遣方。血热者，宜清热凉血，兼见虚象的，宜养阴清热；气滞者，宜理气宣络；肝郁者，宜疏肝解郁；血瘀者，宜行血逐瘀；气虚者，宜补气摄血，兼寒者，当佐以温经之法。此外，还须辨别是否夹痰夹湿等，分清标本缓急，随证施治。

（四）证治分型

1. 血热证

（1）实热

症状：月经先期量多，经色紫，时夹血块，面红，口渴喜凉饮，唇赤，舌质红或绛，苔黄燥，甚则口舌糜烂，脉弦数。

治法：清热凉血。

方药：加减清经汤（自制方）。

丹参 9g，地骨皮 15g，白芍 9g，生地黄 9g，黄柏 6g，知母 9g，玄参 9g。

加减：如经量过多色紫，宜清热止血，清热固经汤（自制方）主之。生地黄 15g，白芍 9g，黄柏 6g，知母 6g，黄连 3g，益母草 12g，丹参 9g，艾叶 6g，甘草 3g，阿胶 9g（化冲）。

（2）虚热

症状：月经先期量少，色红无凝块，潮热，头晕，心烦，唇红苔燥，口舌糜烂，畏热喜冷，面赤口渴，舌淡红，苔薄黄少津，脉细数。

治法：滋阴清热。

方药：两地汤（《傅青主女科》）或地骨皮饮（《奇效良方》）。

两地汤：生地黄 30g，玄参 30g，地骨皮 9g，麦门冬 15g，阿胶 9g（烊化冲服），白芍 15g。

地骨皮饮：即四物汤加地骨皮、丹皮。

2. 气虚证

症状：月经先期，色淡量多，质稀，或有血块，腰胀，头晕，神疲，气短，乏力，少气懒言，舌淡，苔白润，脉浮无力。

治法：固气摄血。

方药：补气固经丸（《妇科玉尺》）。

人参 15g，炙甘草 6g，茯苓 9g，白术 9g，黄芪 12g，砂仁 6g。

加减：心脾气虚者，兼见心悸气短，有下坠感，经量多，色红，质清稀，脉缓弱。治宜补脾扶气、宁心安神，方以归脾汤（《济生方》）。党参 15g，白术 9g，广木香 6g，白茯苓 9g，炒黄芪 15g，当归 9g，龙眼肉 12g，远志 6g，酸枣仁 12g，甘草 6g。

心悸甚者，加柏子仁、五味子。腹痛者，加小茴香 3g。

气虚兼寒者，症见经期提前，经血色黯红而稀薄，量多而畏寒，四肢冰凉，脉沉细或沉迟。治宜温经扶阳，方以摄营煎（《景岳全书》）。白术、当归、山药、枣仁、人参、远志、炮干姜、莲肉、炙甘草。

气虚偏热者，症见月经先期，经色红而量多，时有潮热，头晕心悸，苔黄微干，舌红，脉细数无力。治宜扶气清热，方以养阴益气汤（自制方）加减。泡参15g，丹参9g，地骨皮15g，白芍12g，黄柏6g，麦门冬12g，五味子3g。

3. 肝郁气滞证

症状：经期提前，经色红或紫红，质稠有块，经前乳房、胁肋、小腹胀痛，精神倦，头晕心烦，口苦咽干，舌红苔黄，脉弦数。

治法：疏肝清热。

方药：丹栀逍遥散（《内科摘要》）。

牡丹皮6g，栀子6g，秦当归6g，白芍6g，醋柴胡6g，茯神9g，白术9g，甘草6g，薄荷6g。

加减：卓老认为，郁怒为情志之火，愈郁愈怒，阴分容易伤耗，芳香辛燥之药稍不适当，亦必耗其阴液，治宜寓调气于平肝清热之中，故烦热甚、口苦咽干、舌红者，可去白术。

月经量少者，可加红泽兰。月经量多者，加益母草、生地黄、海螵蛸。

4. 血瘀证

症状：月经先期，量少，色紫黯，有块，小腹刺痛，痛处固定，舌质淡红，或略带紫色，苔黄而干，脉涩。

治法：活血行瘀。

方药：牛膝散（《圣济总录》）加减。

牛膝9g，肉桂6g，赤芍9g，桃仁6g，当归6g，木香6g。

加减：血虚偏寒者可加丹皮，佐以桂心、木香温寒行气，以助当归之力。

血瘀重者，可用土瓜根散。《金匮要略》曰："带下经水不利，少腹满痛，经一月再见者，土瓜根散主之。"土瓜根散：土瓜根、芍药、桂枝、䗪虫。

三、月经后期

（一）概论

月经后期又称为"经期错后""经迟"，是指月经过期七八日，甚至延迟十余日，并伴有其他症状的一种疾病。本病相当于西医学的月经稀发。若月经后期同时伴有经量过少，则可发展为闭经。

（二）因机详述

月经后期的主要发病机理是精血不足或邪气阻滞，血海不能按时满溢，遂致月经后期。临床常见的病机有血寒、血热、血虚、血瘀、气郁和痰湿等。

1. 血寒

素体阳虚，或久病伤阳，阳虚内寒，脏腑失于温养，生化失期，气虚血少，冲任不足；或经产之时，感受寒邪；或过服寒凉，寒邪搏于冲任，血为寒凝，胞脉不畅，血行迟滞，血海不能按时满溢，遂致经行错后者，属血寒。正如《景岳全书·妇人规》："凡血寒者，经必后期而至。然血何以寒？亦惟阳气不足，则寒从中生，而生化失期，是即所谓寒也。"

2. 血热

热伤阴亏，津枯血燥，水亏血少，阴液内伤，血海空虚，气欲动而血不能为之配，故见月经后期。《景岳全书·妇人规》曰："其有阴火内烁，血本热而亦每过期者，此水亏血少，燥涩而然。"

3. 血虚

《丹溪心法》说："过期而来，乃是血虚。"先天禀赋不足，身体瘦弱，饮食减少，化源不足，营血衰少，冲任不足，血海不能按时满溢，遂致经行错后者，是为血虚。

4. 血瘀

经期或产后，瘀血滞阻，气机不畅，气不能行血、运血，反为血所滞，月事不能对期而下，而致后期者，属血瘀。正如《医宗金鉴·妇科心法要诀》说："经来往后退，日过三旬后者，属血滞。……若色紫血多，腹胀痛者，则属气实，血多瘀滞，有余之病也。"

5. 气郁

素性抑郁，情志不遂，气不宣达，血为气滞，冲任不畅，气血运行迟滞，血海不能按时满溢，遂致经行错后者，属气郁。《妇科玉尺》说："妇女经不调者，或由诸般气滞也。"《女科经纶》引方约之说："妇人从于人，凡事不得专行，每多忧思忿怒，郁气居多。"

6. 痰湿

素体肥胖，痰湿内盛，或劳逸过度，饮食不节，损伤脾气，脾失健运，痰湿内生，痰湿下注冲任，壅滞胞脉，气血运行缓慢，血海不能按时满溢；或因痰湿阻滞，困阻脾阳，气运不畅，后天阳气不足，影响先天肾气，肾气不足，冲脉不盛，血海不能按时满溢，遂致经行错后者，属痰湿。《万氏妇人科》说："……夹痰者，痰涎壅滞，血海之波不流，故有过期而经始行，或数月而经一行。"

月经后期的病机仍不外乎寒热虚实，只要临床时具体分析病情，注意兼证，就可做出正确诊断。

（三）治则治法

月经后期有寒热虚实的不同，临床应根据经量、经色及全身症状，结合舌脉，仔细分辨，才能做出正确的诊断和治疗。卓老强调，不能认为后期即为寒证，色紫黑即是有热，必须结合全身情况进行分析。《景岳全书·妇人规》云："凡阳气不足，血寒经迟者，色多不鲜，或色见沉黑，或涩滞而少，其脉或微或细，或沉迟弦涩，其脏气形气必恶寒喜暖。凡此者，皆无火之证。"故治疗须辨明虚实，或温经养血，或活血行滞。

（四）证治分型

1. 血寒证

症状：月经推后，经色黯红或淡红，量少；面色青白或萎黄，喜热畏寒，形体倦怠，少腹冷痛，得热则减，舌质淡，苔薄白，脉沉迟或细弱。

治法：温经散寒。

方药：温经汤（《太平惠民和剂局方》）或决津煎（《景岳全书》）加减。

温经汤：党参 15g，牛膝 6g，当归 9g，川芎 6g，桂枝 6g，丹皮 6g，甘草 6g，芍药 9g，莪术 6g。

决津煎：当归 9g，泽兰 9g，牛膝 6g，桂枝 6g，熟地黄 12g，乌药 6g。

加减：经量多者，去牛膝、莪术，加焦艾叶 9g。

外寒者，宜用吴茱萸汤（《伤寒论》）加减。

兼气虚者，症见经色淡，量多，质薄，或有腰腹胀痛，精神不振，大便溏薄，脉迟而虚。治宜益气温经，佐以养血，方以十全大补汤（《太平惠民和剂局方》）加减。党参 15g，黄芪 15g，肉桂 3g，白术 9g，茯神 9g，当归 6g，川芎 3g，白芍 9g，熟地黄（砂仁炒）12g，蕲艾叶 6g，炙甘草 6g。经量过多者，去川芎，加乌贼骨 15g。

兼气滞者，症见经色晦暗，量少，少腹痛，腰胀，微恶寒，苔白脉迟。治宜温寒行滞、调气活血，方以加减苍莎饮（《中医妇科治疗学》）。茅苍术 6g，云苓 9g，香附 9g，台乌药 6g，炮姜 3g，当归 6g，川芎 6g，血木通 6g，红泽兰 12g。

2. 血热证

症状：经行后期，量少色紫黑有块，少腹胀痛，口渴喜饮，心中烦热，舌绛苔黄，脉数。

治法：清热活血。

方药：滋阴活血汤（自制方）。

当归 6g，白芍 9g，熟地黄 9g，天门冬 9g，麦门冬 9g，瓜蒌根 9g，红花 3g，桃仁 3g，山栀仁 9g。

加减：热甚口燥渴者，去当归、熟地黄，加生地黄 9g。

血热兼阴虚者，症见经量少，色紫红，腹不胀痛，时作潮热，口干燥，手足心发热，苔薄黄少津，舌质红，脉虚数。治宜清热养血，方以加减一阴煎（自制方）。生地黄 12g，芍药 9g，熟地黄 9g，知母 9g，地骨皮 9g，麦门冬 9g，炙甘草 1.5g。

潮热甚者，去熟地黄，重用生地黄 24g，加青蒿 6g，鳖甲 12g。

3. 血虚证

症状：经行后期，色淡量少，身体瘦弱，面色苍白带黄，皮肤干枯，头晕，时有痛感，耳鸣眼花，心悸失眠，腰膝酸软，四肢清冷，大便燥结，舌淡无苔，脉虚细。

治法：滋阴补血。

方药：小营煎（《景岳全书》）加减。

当归 12g，熟地黄 9g，芍药 9g，山药 9g，续断 9g，枸杞 6g。

加减：量少色红，时感烦躁者，去枸杞，加丹参 12g，泽兰 9g。

血虚甚者，大营煎（《景岳全书》）加减。大营煎：当归、熟地黄、枸杞、杜仲、牛膝、肉桂、甘草。

兼气虚者，症见经行量少，神疲体倦，乏力，少气懒言，面色淡黄不润，舌淡红，苔薄白，脉沉弱。治宜补气益血，方以八珍汤（《正体类要》）加减。党参12g，白术12g，茯神12g，当归6g，熟地黄12g，白芍6g，川芎3g，甘草3g。

4. 血瘀证

症状：月经推后，色黑有块，小腹刺痛拒按，块下痛稍减，腰胀腿酸，舌质紫黯，苔白润，脉沉实。

治法：活血行瘀。

方药：过期饮（《证治准绳》）加减。

当归6g，川芎3g，红花2.1g，桃仁泥2.1g，肉桂2.4g，甘草3g，香附6g，熟地黄6g，莪术6g，木通6g。

加减：腹痛剧烈，经行不利者，倍用红花、桃仁、莪术。

兼气滞者，症见量少，色黑，有凝块，经期延长，腰腹胀痛，面色不润，苔薄白，脉沉紧或弦涩。治宜行气逐瘀，方以加减牛膝汤（自制方）。土牛膝9g，归尾9g，酒丹参9g，香附9g，台乌药6g，延胡索9g，檀香9g，桃仁9g。

5. 气郁证

症状：月经推后，行而不畅，量少，色较正常；经前少腹胀痛，胀甚于痛，或连及胸胁，时痛时止，胸脘满闷，时欲嗳气，精神抑郁，舌淡苔白，脉弦涩，或滑而无力。

治法：行气活血。

方药：九味香附丸（《济阴纲目》）加减。

川芎8g，酒白芍8g，生地黄8g，陈皮4.5g，小茴香3g，白术15g，黄芩9g，当归6g，香附9g。

加减：气郁兼寒者，症见量正常，色黑，间有血块，腰腹微有胀痛，得热痛减，苔薄白而润，脉沉迟或沉弦。治宜散寒调气，佐以活血，方以加味佛手散（自制方）。当归9g，川芎6g，党参12g，香附12g，台乌药6g，吴茱萸6g，桑寄生12g，延胡索6g。

6. 痰湿证

症状：月经错后，色淡而黏稠，白带甚多，身体肥胖，胸闷脘胀，痰多，胃纳减少，舌淡苔白腻，脉弦滑。

治法：除湿导痰，佐以行血。

方药：加味二陈汤（《沈氏尊生书》）。

当归9g，川芎6g，茯苓9g，半夏9g，陈皮9g，甘草3g。

加减：兼脾虚者，症见心悸气短，大便溏薄，月经前白带甚多，精神疲倦，面色㿠白，舌质淡，苔薄白，脉虚滑。治宜补气祛痰，方以六君子汤（《太平惠民和剂局方》）加减。

量少色淡者，加香附、当归、延胡索。脘腹作痛，饮食减少者，加木香9g，砂仁4.5g。

兼血虚者，症见经色淡而量少，面色苍白或淡黄，头晕心悸，舌质淡红，脉细滑。治宜养血祛痰，方以导痰调经汤（《中医妇科治疗学》）。当归9g，丹参9g，橘红4.5g，菖蒲3g，泽兰12g，竹茹9g。

四、月经过多

（一）概论

月经过多，系指月经周期正常，而经量超过平常，或经行持续日久（能自止）而量多。注意月经过多并非经行仅首日量多，而后量少，周期一般多不推后。本病可与月经先期、月经后期等并见。

（二）因机详述

总的来说，本病病机不外虚实寒热四端。一般以血热、痰滞、气虚较为多见，属虚寒者较少。临床时宜细心观察，慎勿误热为寒，或以虚为实，错投方药，造成不良后果。

1. 血热

血因热则流，素体阳盛，或平素过食辛燥，或外感热邪，或阴虚火旺，热扰冲任迫血妄行，而致月经过多。正如《妇科玉尺》说："经来十数日不止者，血热也……经水过多不止，平时瘦弱，常发热者，由火旺也。"

2. 气虚

《医宗金鉴·妇科心法要诀》曰："经水过多，清稀浅红，乃气虚不能摄血也。"素本体弱，或因劳倦，或病后体虚，气虚下陷，冲任不固，血失统摄，以致经量过多。

3. 痰滞

脾气虚弱，运化失常，痰湿阻滞，使清气不升，经脉壅遏而降下，以致经量过多。如《金匮钩玄》所言："痰多占住血海地位，因而下多者，目必渐昏，肥人如此。"

4. 虚寒

气血俱寒，虚不能摄（由阳虚而生），以致经量过多。

月经过多者，不论虚实，均可以发展为崩中。此外，长期月经过多，气随血耗，可见气血两虚。

（三）治则治法

辨别月经过多的原因时必须详细审查症状，寒热虚实各有不同的征象。如《女科经纶》引朱丹溪说："经水不调，而水色淡白者，气虚也……经水过多而淡色者，痰多也。"又如《沈氏女科辑要》引叶天士之说，"寒主收引，小腹必常冷痛，经行时或手足厥冷，唇青面白，尺迟或微而虚，或大而无力；热则尺洪数，或实有力，参之脉证为的"。朱、叶二氏认为除了以经水的颜色分辨外，还要参照脉证，作为诊断月经过多的辨证要点。

月经过多应从多方面来看，过多则耗血，应以止血为重，但是止血的方法随病因不同而各不相同。止血法不是断流，须根据不同情况分别施治。血热者清而止之，宜凉血固经；气虚者补而止之，宜补气摄血；痰多者宜燥湿导滞，则痰除气顺而血自止；有虚寒症状者，则温补而止之，宜温摄南北。如有兼证，应分清主次，随证施治。

（四）证治分型

1. 血热证

（1）血热实证

症状：月经过多，经量超过正常，或持续时间较一般行经时间延长，色红或紫，其气臭秽或夹有血块，月经开始时腰部微有胀痛；面赤似有潮热，头晕，唇燥，舌绛苔黄，脉弦数或洪大。

治法：清热凉血固经。

方药：加减清经汤（自制方）。

丹参 9g，地骨皮 15g，白芍 9g，生地黄 9g，黄柏 6g，知母 9g，玄参 9g。

（2）阴虚血热证

症状：月经过多，或过期不净，色红量多无块，腰腹微有胀痛；口燥咽干，手足心热，舌质红，苔薄黄或无苔，脉细数。

治法：养阴清热。

方药：加减两地汤（自制方）。

生地黄 15g，玄参 9g，白芍 9g，地骨皮 9g，阿胶 6g（化冲），焦艾叶 9g，益母草 9g。

加减：腹痛，经色黑，有块者，去阿胶，加延胡索 6g，蒲黄炭 9g；如经期持续过久，加乌贼骨 30g，茜草根（炒炭）6g。

（3）血热夹瘀证

症状：月经过多，色紫黑有块，气腥臭，腹痛，舌绛苔黄，脉弦数。

治法：凉血散瘀。

方药：凉血生地饮（自制方）或固经丸（《丹溪心法》）。

凉血生地饮：生地黄 18g，丹参 12g，侧柏叶 9g，黄芩 9g，阿胶 6g，甘草 3g，槐花 9g，百草霜 6g。如持续时间长，时有腹痛者，加三七粉 1.5g。

固经丸：龟甲、芍药、黄柏、黄芩、香附、椿皮。色红有腥臭味者，可以加生地黄、地骨皮。

2. 气虚证

症状：月经量多或过期不止，色淡质清稀或色黑红有块，面色淡黄，怠惰思睡，心悸气短，怕冷，腰胀腹痛，自觉少腹空坠，舌淡苔白，脉浮虚或弦大。

治法：补气摄血。

方药：加减人参养营汤（自制方）。

党参 12g，白术 12g，黄芪 12g，秦当归 6g，熟地黄 9g，甘草 3g，益母草 15g，香附 9g，焦艾叶 9g，阿胶珠 6g。

加减：心累气短，二便自觉坠胀者，加升麻 6g。

腰痛甚者，加杜仲 12g，续断 12g。

此型重症者可见气虚不能摄血，腰胀腹痛，少腹空坠，面色苍白，经色黑有块，神疲乏力，心悸气短，舌质淡，脉细弱。此皆由脾虚气弱，不能统血，宜补脾扶气，方用丹溪月经过多方（朱丹溪方）。党参 12g，陈皮 3g，白术 9g，黄芪 12g，甘草 3g。大便溏泻者，加砂仁 6g，扁豆 15g，木香 3g。

3. 痰滞证

症状：月经过多，或过期不止，经色淡而黏稠；多属形体肥胖，平素痰多，兼有白带，有时似水状，胸闷脘胀，食少，口淡，舌苔白腻或黄滑，脉弦滑。痰湿化热者兼有苔黄口干、带下色黄、脉滑数的表现。

治法：祛痰化湿；痰湿化热者宜除湿祛痰，佐以清热。

方药：星芎丸（《丹溪心法》）或苦参半夏汤（《丹溪心法》）。

星芎丸：天南星 120g，川芎 90g，苍术 90g，香附（童便浸）120g。共研细末，水泛为丸，每次 6～9g，1 日 2 次，开水送服。

苦参半夏汤：苦参 4.5g，半夏 4.5g，白术 7.5g，陈皮 3g，生姜 6g。

加减：带下色黄而臭者，加黄柏 6g，茵陈 9g。

若兼脾虚，症见大便溏薄、苔白腻、脉虚滑者，宜健脾化痰，六君子汤主之（《太平惠民和剂局方》）。党参 15g，茯神 12g，白术 9g，法半夏 9g，陈皮 6g，炙甘草 3g。

若苔黄口干，带下色黄，脉滑数，余症相同者，治宜豁痰导滞活血，越鞠丸主之（《丹溪心法》）。香附、苍术、川芎、栀子、神曲、麦芽各等份，水煎，加竹沥半盏，饭前服或饭后食远顿服。

4. 虚寒证

症状：头晕神倦，腰酸腿软，四肢不温，小便频数，大便不实，脉沉细。

方药：温经汤去麦门冬（《金匮要略》）。

吴茱萸 9g，白芍 9g，肉桂 6g，党参 6g，秦当归 6g，川芎 6g，阿胶 6g，甘草 6g，法半夏 9g。

加减：若虚甚而内寒者，症见经量过多不止、舌质黯淡、脉沉细而微，宜用鹿茸丸（《妇人大全良方》）主之。鹿茸 30g，赤石脂 30g，禹余粮 30g，艾叶 15g，柏叶 15g，当归 60g，续断 60g，熟地黄（洗焙）60g，附子（炮去皮脐）15g。（刘河间：辛温之药佐以苦寒）

五、月经过少

（一）概论

月经过少，与月经过多相对而言，是指周期不变而经量少者；若经行时间较短，而量减少不显著者亦称月经过少。月经过少多数不是骤然出现，而是逐月减少。

（二）因机详述

引起月经过少的病因，临床常见的有血虚、脾虚、痰阻、血瘀等。正如《验方新编·妇人科调经门》说："瘦人经水来少者，责其气血虚少也。"《叶氏女科证治》也说："形瘦经少，此血气弱也。"指血虚而致经少。又说："形肥经少，此痰凝经隧也。"指经少由于痰阻所致。也有因脾虚不能运化水谷，血液失其生化之源，从而引起经量过少的。此外，如瘀血凝滞，血行受阻，也可引起月经过少。经量先骤然减少，之后逐渐减少而不恢复者，多转化为血瘀。经量逐月减少，多由血虚脾虚所致。

月经过少与月经过多既有不同点也有相同点。相同点是月经周期无变化，不同点主要表现在月经的量、色、质等方面。

1. 血虚

体质虚弱之人，血气衰少，冲任不调，血海空乏，不能应时充盈，因而月经衰少，故瘦人经水来少者责其血虚也；发热及失血后，阴液损伤未能及时补充，致真阴真液亏耗，阳有余而阴不足，阳气虽然在动，而阴液不能随之，气有余而血不足，故月经过少。

2. 脾虚

脾气衰弱，中宫运化无权，血海无余；或脾虚，生化失调，水谷之精无以贮藏于肾，而使肾气虚弱，影响任通冲盛与天癸功能的正常发挥，月经即出现虚衰现象。

3. 痰阻

肥胖之人，痰湿壅盛，阻塞经脉，血行不畅，故见月经过少。

4. 血瘀

瘀血凝滞，经水不利而减少。瘀血多化热，亦可见寒证。

（三）治则治法

月经过少，有虚有实，病因不同，症状各异，可根据虚实分为两大类。血虚、脾虚合为一类，属于虚证；痰阻、血瘀合为一类，属于实证。虚证多见形体瘦弱，气短神倦，头晕耳鸣，心悸怔忡，饮食减少；而实证者，大多形气有余，腹部或胀或痛，有时月经有块状，脉必有力。临证时必须审症求因，因证论治，血虚宜补血，脾虚宜健脾，痰阻宜祛痰，血瘀宜化瘀。至于兼寒兼热，夹湿夹郁，见证各有不同，又当兼顾。总之，月经过少以虚证多见，长此以往可以发展为闭经，治疗上多着重生血、养血、和血，佐以调气。瘀证、虚寒证少见，治疗上宜少用过辛过温之药，防其消耗阴液，导致血枯经闭。治疗时更重要的是不要认为月经量少即需破气行血，虚者而恣意破气行血无异于疲马加鞭。

（四）证治分型

1. 血虚证

症状：月经量少色淡，身体瘦弱，面色萎黄，头晕耳鸣，心悸怔忡，少寐，手足不温，大便燥结，舌淡苔少，脉象虚细。

治法：补血为主，佐以扶脾益气。

方药：人参滋血汤（《产宝百问》）。

党参 15g，怀山药 15g，当归 6g，川芎 3g，芍药 9g，熟地黄 12g，茯苓 15g。

加减：耳鸣、心悸甚者，去茯苓、怀山药，加茯神 15g，莲米 15g。熟地黄、芍药的用量倍于当归、川芎。

肾虚腰痛，性欲减退者，加菟丝子 9g，巴戟天 9g。此外可予四物加葵汤〔当归、川芎、生地黄、芍药、葵花（《证治准绳》）〕以补血养血；或予五福饮〔泡参 6g，熟地黄 9g，当归 6g，白术 4.5g，炙甘草 3g（《景岳全书》）〕补诸脏血气。

血虚兼气郁者，症见经量少而色紫黑，面色青黄，舌质淡红，苔薄黄，脉沉细而弱，胁胀。治宜养血调气，加减四物汤（自制方）主之。秦当归 6g，川芎 6g，酒白芍 12g，熟地黄 12g，丹参 12g，香附 9g，泽兰 12g。

心悸少寐者，加枣仁（炒）9g，柏子仁 9g。潮热或手心发热者，加鳖甲 9g，丹皮 6g。

2. 脾虚证

症状：月经量少或初来即止，经色淡薄，面色苍黄，腰腹隐痛，精神疲乏，口淡食减，舌质淡苔白润，脉濡或迟。

治法：健脾和胃。

方药：加减参苓白术散Ⅰ（自制方）。

党参 15g，茯苓 6g，白扁豆 12g，白术 9g，木香 6g，砂仁 3g，怀山药 12g，甘草 6g。

加减：如消化不良，食后反饱作胀者，加厚朴花 6g。

脾虚兼寒者，除以上症状之外，尚有肢冷，憎寒，舌淡，甚至大便不实，或有反胃，治以养中煎（《景岳全书》）。泡参（可用党参）3～9g，山药 6g，炒扁豆 6～9g，炙甘草 3g，云茯苓 6g，炒干姜（炒黄）3～6g。

脾虚夹湿者，症见经量少，色淡而黏，口淡，白带有时如米泔水，苔白腻，脉缓滑，治宜扶脾祛湿，加减香砂六君子汤（自制方）主之。泡参 9g，茯苓 9g，白术 9g，木香 6g，砂仁 6g，川芎 4.5g，秦当归 6g，陈皮 3g，半夏 9g。白带多者，加莲米 9g，芡实 9g，本方亦可与下文痰阻证组方斟酌合用或加减用。

3. 血瘀证

症状：月经量少，色紫黑有块，少腹刺痛，小便短黄，舌质正常或黯红或有瘀点，脉沉涩或弦。

治法：养血活血，调和肝脾。

方药：泽兰汤主之（《妇人良方大全》）。

泽兰 9g，当归 4g，酒芍 6g，甘草 1.5g。

本方组成虽仅四味，但短而精干，泽兰入肝散郁，养血调经，当归辛苦甘温入心脾生血，芍药入肝脾敛阴，甘草缓肝和脾，是以生血和血、和中解郁。

加减：若量少，拒按，色黑有块者，治宜破血行气，加减牛膝汤（自制方）主之。土牛膝、当归尾、丹参、桃仁、香附、台乌药、延胡索、檀香。血瘀并虚者慎用。

若病程较长，心悸烦躁，情绪容易波动，面潮唇赤，肌肤干燥，大便结，脉虚数，这个时期月经多无块状，少腹亦无胀痛，治宜大黄䗪虫丸或泽兰汤加入牛膝、丹参。

兼气滞者，症见经来量少不畅，色紫黑，胸胀胁闷，少腹作痛，自觉胀满，舌淡红苔黄，脉弦涩者，宜调气行瘀，血府逐瘀汤主之（《医林改错》）。当归 9g，生地黄 9g，桃仁 6g，红花 3g，牛膝 6g，赤芍 9g，桔梗 3g，川芎 3g，甘草 3g，柴胡 4.5g，枳壳 6g。

若少腹胀甚者，去生地黄，加香附 6g，乌药 6g。

4. 痰阻证

症状：形体肥胖，月经量少，色淡而黏稠，白带较多，脘闷胸胀，腰膝酸软，但无剧烈腹痛，可仅有轻微腹胀，经血在纸上呈水状浸润、较宽，平时痰多，胃纳减少，时欲呕吐，舌淡苔白腻，脉滑。

治法：化痰导滞，和血调经。

方药：加味二陈汤（自制方）加减。

川芎 6g，当归 9g，半夏 9g，陈皮 4.5g，茯苓 4.5g，甘草 1.5g。

加减：胸闷脘胀甚者，加厚朴 6g，全瓜蒌 12g，薤白 9g。

痰阻偏寒者，症见经量少而色淡，质黏稠，时易呕恶，平日白带多而冷，有时呈痰状。治宜燥湿化痰，苍附导痰丸主之（二陈汤加味）（验方）。苍术 60g，陈皮 45g，云茯苓 45g，香附（童便炒）60g，枳壳 30g，胆南星 30g，半夏（制）30g，甘草（炙）30g。共研细末，生姜自然汁打面糊为丸，如梧子大，每服 9～12g，淡姜汤下。如用汤剂，按本方剂量五分之一左右煎服，根据患者的情况斟酌使用。本方无血药，以燥湿温寒为主，佐以气药香附以童便炒之（这里的童便经过高温处理）。本证的治法虽然以生血活血为大法，但在某些情况下也要以气药为佐。

六、崩漏

（一）概论

凡非时出血，淋沥不已谓之漏下，忽然暴下谓之崩中，即大量、持久的子宫出血。崩证来势急，出血多，是较严重的一种妇科疾病，如果发生于产后，则更显严重。患者发病的年龄阶段有青、中年之分，胎产患者的发病时间有流产后和生产后之别。注意崩漏与月经过多不同，月经过多只是月经量多，而月经周期正常，崩漏是月经周期、经期、经量均有异常。此外，尚有肿瘤等所致的阴道不规则出血应予以鉴别。

（二）因机详述

《素问·阴阳别论》认为"阴虚阳搏谓之崩"。卓老认为崩漏乃冲任不能制约经血，升降失度，阴阳失调所致。辨证应重在观察血量之多少，血色之浓淡，病程之新久，见症之短长，来势之缓急，并注意有无腹部胀痛及杂色带下。对病情的鉴别，古人有漏轻崩重之看法，卓老认为这并不够全面。证候的虚实和病程的新久是辨证论治的重要环节。属实属热的新病，正气未伤，虽来势汹涌，但易于治疗，应列为轻证。属虚而病久者，元气亏损，虽病情缓和，但治疗比较困难，预后多不佳，应列为重证。临证当具体分析，不可轻重倒置。

1. 气虚

气为血之帅，血为气之母，劳役过度或饮食不节等，可致脾肺气虚，气不摄血而致出血不止，遂成崩漏。

2. 阳虚

气生于下元，血化于中焦，气虚久不恢复，进而使下元阳气亏损，命门火衰，不能温暖胞宫，调摄冲任。阳气不足，则阳不化阴，阴盛格阳，阳气不升，形成崩漏，多见于久病。

3. 阴虚

多产、房劳或久病等耗伤阴液，阴虚火旺，损伤冲任，使阴血不守，形成崩漏。正如《景岳全书·妇人规》所言"病阴虚者，单以脏气受伤，血因之而失守也"。

4. 血热

《景岳全书·妇人规》曰："病阳搏者，兼以火居阴分，血得热而妄行也。"心热或肝热较重，壅于内，热劫胞宫，迫血妄行而成崩漏。

5. 湿热

脾气虚弱，不能运化水谷精微，湿从中生，湿蕴生热，或出血日久，胞门开放，湿热之邪乘虚入侵，湿热炽盛，迫血妄行，遂致崩漏。

6. 血瘀

经期产后恶血内阻，瘀血不去，阻滞冲任，新血不得归经而致崩漏。

7. 气郁

怒气伤肝，肝火郁结不散，经脉壅遏，气阻血积，血不归经而妄行无常，因而下脱成崩。

（三）治则治法

根据血量之多少、血色之深浅、血质之稀稠、病程之新久、见症之短长、来势之缓急等进行辨证，并注意有无腹部胀痛和杂色带下。崩漏属血证，其治重在气，善治血者治其气，血脱者益其气，血随气引，气赖血补，不补其气，无以摄血，不补其血，无以化气。若阴虚火旺，迫血妄行，则当甘寒壮肾水以镇阳光，使阳从阴化，佐以酸涩，敛肺气以摄血，使阴为阳升。

崩漏以失血为主，治疗上必须遵循塞流、澄源、复旧三个原则，并且这三个原则是相互联系不能分割的。卓老在此三个原则的基础上提出"治崩六法"，即补气、理气、降火、升提、涵敛、行滞，使冲有所安，任有所负，带有所束，皆有所统。

补气法：崩漏以失血为主症，止血是首要办法，否则可致虚脱。气可帅血，补气即是止血，古人云"留得一分血，便保得一分命"，故大出血时当以补气固

026　　　　　　　　　　　　　　　　　　　　川派中医药名家 系列丛书

涩为主。

理气法：调气即是和肝，但不可破气，重用乌药、香砂、青皮、陈皮等香燥耗散之品。调气血失常所致的崩漏，拟定化气行滞、调畅情志之法，予加味乌药散主之。气郁者，宜行气舒郁。

降火法：火热之邪易入血分，伤及冲任，使血海不宁，迫血妄行，冲任不固，经血失约，发为崩漏。《素问·六元正纪大论》中提到"少阳司天之政……初之气，地气迁，风胜乃摇，寒乃去，候乃大温……其病血崩胁满"，指出火热之邪可致血崩。故血热者，应清热泻火、凉血止血。

升提法：《万氏妇人科》曰："妇人崩中之病，皆因中气虚，不能收敛其血。"气可载血、统血、帅血，中气不足，气陷则血失所载、所统、所帅，脱陷妄行而为崩漏，故治应补中益气、摄血固脱。

涵敛法：即收涩止血。叶天士云："留得一分自家之血，即减一分上升之火。"故辨证无寒热瘀象时均可酌加收敛固涩之品。

行滞法：《妇科玉尺》指出，"或瘀积久而血崩，脐腹疼痛"。瘀血阻滞，新血不得归经，而发为崩漏。唐容川亦有言："瘀血不行，则新血断无生理。"《素问·阴阳应象大论》指出，"血实宜决之"，故治疗上强调通因通用。

卓老认为上述诸法是治疗崩漏的基本原则，其中尚有偏热、偏寒、偏虚、偏实等兼证，仍须根据病情的变化，详细审查体质的虚实和病势之缓急，以证的寒热虚实来决定治法。切忌不问原因，概投寒凉或温补之剂，致犯虚虚实实之戒，引起不良后果。卓老还强调，元气的恢复主要依靠饮食营养，而食物又靠脾胃的受纳和运化，如受纳运化的力量减弱，饮食药物都不能发挥作用，故治疗本病后期应注重调理脾胃、调和气血。

（四）证治分型

1. 气虚证

症状：骤然下血或淋沥不尽，色淡红而清稀，精神疲倦，气短懒言，颜面苍白，甚者昏倦，神志半清，舌淡苔薄而润，脉大而虚或细弱无力。

治法：益气固脱。

方药：独参汤主之（《十药神书》）。

大人参 20～30g。

此外，急可用固本止崩汤，缓可用加味补中益气汤Ⅰ（自制方）主之。加味补中益气汤Ⅰ：黄芪 18g，白术 18g，广陈皮 6g，升麻 6g，柴胡 6g，党参 60g，秦当归 6g，乌贼骨 60g，茜草根 12g。

2. 阳虚证

症状：崩漏久而不止，血色暗淡，或黑多红少，少腹冷，胸腹冷痛，喜热熨，腰脊酸痛，形寒畏冷，舌质淡苔白，脉沉迟而弱。

治法：温经补血。

方药：胶艾四物汤（《金匮要略》）。

阿胶 12g，醋艾叶 3g，干地黄 12g，当归 3g，白芍 9g，甘草 3g。

加减：冷甚者加附子，或红参汤加艾叶、附子或鹿角胶。

3. 阴虚证

症状：崩而量多，继而淋沥不断，色红，或夹少量血块，头晕耳鸣，口干咽燥，心烦潮热，舌红苔薄，脉细数。

治法：滋阴泻火，秘气涩血。

方药：六味地黄丸（《小儿药证直诀》）。

熟地黄 24g，山茱萸 12g，山药 12g，泽泻 9g，茯苓 9g，牡丹皮 9g。

注意：阴虚血崩治疗上着重于厥阴、少阴，补真阴泻相火。因真阴不能自固，阳气不藏而浮动，阴气既虚，肝阳不藏，疏泄太过而成崩。

4. 血热证

症状：骤然下血，或淋沥日久，色深红，烦热口渴，精神兴奋，头眩晕，唇赤舌红，苔黄，脉洪数。

治法：清热凉血止血。

方药：清经止崩汤（自制方）。

生地黄 18g，牡丹皮 6g，黄芩 9g，黄柏 12g，白茅根 15g，地榆 9g，炒蒲黄 9g，益母草 12g，棕榈炭 6g。

临床亦可用黄连解毒汤。

5. 湿热证

症状：崩漏量多，色紫红而黏腻，面色垢黄，眼睑浮肿，小便不利，便溏，苔白腻。

治法：清热除湿，止血调经。

方药：调经升阳除湿汤（《兰室秘藏》）。

羌活 4.5g，柴胡 4.5g，苍术 4.5g，炙黄芪 4.5g，防风 3g，升麻 3g，藁本 3g，蔓荆子 2.1g，独活 1.5g，当归 1.5g，炙甘草 3g。

6. 血瘀证

症状：大量失血或淋沥不绝，色紫黑有块，少腹疼痛拒按，块去痛减，舌苔正常，脉沉涩，或沉弦滑有力。

治法：活血化瘀，调经止血。

方药：失笑散（《太平惠民和剂局方》）。

生蒲黄或炒蒲黄 6g，五灵脂 6g。

临床亦可用桃红四物汤或四乌贼骨—藘茹丸。

7. 气郁证

症状：暴崩下血或淋沥不尽，色正常而有血块，胸胁苦满，小腹胀痛，性情烦躁，舌苔黄或厚，脉弦或数。

治法：疏肝解郁，调气止血。

方药：开郁四物汤（《医学正传》）或丹栀逍遥散（《内科摘要》）。

开郁四物汤：香附（炒黑）3g，归身 3g，川芎 1.5g，黄芪 1.5g，白芍药（酒炒）3g，蒲黄 1.5g，地榆 1.5g，人参 1.5g，熟地黄 3g，白术 1.5g，升麻 0.9g。

丹栀逍遥散：牡丹皮 10g，炒栀子 10g，北柴胡 6g，赤芍 15g，白芍 15g，茯苓 12g，全当归 10g，薄荷 3g（后下）。

加减：兼脾虚者，土衰木旺，可用党参、白术、茯苓、柴胡、白芍、艾叶、蒲黄、血余炭。

七、痛经

（一）概论

痛经指在行经期间或月经前后发生腰腹疼痛，或兼胀满，疼痛剧烈者不能忍受。本病主要伴随月经周期发作，不论经前、经后、经期都可能出现。疼痛的部位有下腹部正中、左侧、右侧或双侧，或整个少腹，或引及腰部或腿部，波及头部，或偏或中。本病发作的同时还可伴随胃痛、呕吐、情绪不安及尿频等症状。症状轻微者不属于本病的范畴，也不需治疗；重者对精神健康都有影响，并妨碍工作和学习。

（二）因机详述

痛经的原因有外感、内因之分，各病因之间相互影响，相互作用。前人总结本病的病因为寒凝气滞、肾虚肝郁、气血凝滞、风冷所伤等。元·朱丹溪《格致余论》指出，经来"往往见有成块者，气之凝也，将行而痛者，气之滞也"；清·傅山又说，"盖肾水一虚，则水不能生木，而肝木必克脾土，木土相争，则气必逆，故而作痛"；元·朱丹溪《丹溪心法》指出，"经候过而作痛者，气血俱虚也"；宋代《圣济总录》指出，痛经多因"冲任气虚，为风冷所乘"。总体来讲，痛经的发生与外感、七情内伤关系密切，历代医家的论述具体而详细，对我们临床有重要参考价值。

在此基础上卓老又将其细化，分为四类七证，具体表现为寒、热、虚、实。寒分为实寒、虚寒；热为血热气实；虚包括血虚、肾虚；实有气滞、血瘀。

寒证：月经将来正来之际，正是阳气较旺，运动血行，一受寒气即客于胞内影响冲任；或体虚，阳气不够，经欲行而气不旺，血行失常，冲任、胞宫、胞脉损伤，遂发生寒性痛经。

热证：血热气实，血海充盈，血海满而实，使脉络充血欲速流而不可能，血气相争胀急而痛。

虚证：包括血虚和肾虚。血虚气弱，经行不畅，滞而作痛，即所谓无水行舟；经水出诸肾，水虚则不能养肝，出现虚性痛经。

实证：血液运行如江河之水，周流不息，血畅行则无瘀，血瘀积则阻气血而为痛，痛有定处。唐宗海曰："凡有所瘀，莫不壅塞气道，为气滞。"

（三）治则治法

卓老认为痛经产生的原因复杂，患者体质强弱、病邪深浅、生活起居等各不相同，因此而表现出来的症状也多种多样。卓老依据"通则不痛，痛则不通"的中医理论，指出痛经多系气血受阻，经行不畅所致，辨证时应注意月经的期、量、色、质，注意局部与整体，注意痛点的大小与痛状的缓急。本病的主要特征在于痛，当着重辨痛的时间、性质、痛时喜恶等特点；同时，临证还应重视患者的精神、体质、生活等情况，综合研究，方可审证明确，治疗得当。

本病的具体症状为"痛"字所贯穿，痛又是不通所致，故治疗上必须要解决这个"痛"字，应运用虚者补而通之、实者攻而通之、热者清而通之、寒者温而通之等方法。卓老根据其治疗原则自拟"痛经七方"，以达到"荣则不痛，通则不痛"的目的。

（四）证治分型

1. 血虚证

症状：经后腹痛，绵绵不休，按之则减，月经量少，色淡，面色苍白或萎黄，唇淡，舌质淡，苔白，脉沉细。

治法：补血养血。

方药：小营煎（《景岳全书》）。

当归 10g，熟地黄 10g，白芍 15g，怀山药 15g，枸杞 10g，甘草 6g。

加减：兼气虚者，症见倦怠，肢冷，腰腿疼软，平时兼有白带量多，舌淡，苔薄白，脉缓弱。此乃血虚气弱，经行不畅，滞而作痛，选方八珍汤。

腰痛者加鹿角霜、杜仲、桑寄生。

血量较多而色不红者，加焦艾叶与益母草，也可用胶艾八珍汤（自制方）。

2. 肾虚证

症状：经行之后，少腹绵绵作痛，腰部酸软，胁胀，倦怠无力，经色淡，时有哈欠，平时带多，或尿多，舌质淡暗，苔白，脉沉弱。

治法：滋肾养肝。

方药：调肝汤（《傅青主女科》）或益肾调经汤（自制方）。

调肝汤：山药 15g，阿胶 10g，当归 10g，白芍 15g，山茱萸 10g，巴戟天 10g，甘草 6g。

益肾调经汤：杜仲、续断、熟地黄各 9g，当归 6g，白芍（炒）9g，益母草 12g，焦艾叶、巴戟天、乌药各 9g。

3. 气滞证

症状：经前或经中出现少腹胀痛，经少不畅，胁胀甚，胸闷泛恶，月经周期有时不稳定，舌质暗红，或有瘀点，脉弦。

治法：顺气行滞。

方药：绀珠正气散（《汤头歌诀》）。

乌药 10g，香附 15g，陈皮 10g，苏叶 10g，干姜 3 片。

加减：上方不仅调气并且着重温化肾气，这是兼寒证者的治疗。如兼热证者用宣郁通经汤，也可用自制方疏肝解郁汤加减：柴胡 6g，香附 10g，广郁金 10g，白蒺藜 10g，川芎 10g，陈皮 10g，半夏 10g，茯苓 15g，路路通 10g，王不留行 10g。

4. 血瘀证

症状：经前经初少腹拘急疼痛，量少，色紫红或黑而有块，痛时拒按，瘀甚者面色青紫，舌红有瘀点，脉沉弦有力。

治法：活血化瘀。

方药：折冲饮（《观聚方要补》）（轻证用），桃仁散（《太平圣惠方》）（重证用）。

折冲饮：当归 10g，地黄 10g，芍药 15g，桂枝 3g，牛膝 10g，延胡索 15g，丹皮 15g，红花 10g。

桃仁散：桃仁 10g，肉桂 6g，䗪虫 10g，茯苓 10g，薏苡仁 25g，牛膝 10g，代赭石 10g，大黄 3g。

也可用自制方加味失笑散。

5. 实寒证

症状：经前或经中少腹绞痛，量少，色不鲜而黯黑，头痛或恶寒，舌红，苔薄白，脉浮紧或弦。

治法：以祛风散寒，温经止痛为主。

方药：吴茱萸汤（《医宗金鉴》）或温经止痛方（自制方）。

吴茱萸汤：当归 10g，肉桂 5g，吴茱萸 10g，制半夏 10g，干姜 3 片，细辛 3g，藁本 10g，防风 10g，木香 10g，麦门冬 15g，丹皮 15g，茯苓 15g，甘草 6g。

温经止痛方：川芎 6g，五灵脂 6g，白芷 6g，焦艾叶 3g，香附 9g，生姜 6g。

6. 虚寒证

症状：经量一般，色淡红或黯红，质薄，或夹有小血块，多在经后少腹隐痛，有空坠胀感，有时两侧亦受影响作痛，呈憎寒状，多不孕，舌淡苔白润，脉细迟（多出现于尺部）。

治法：温经补虚。

方药：温经汤（《金匮要略》）。

当归 5g，吴茱萸 10g，白芍 15g，川芎 10g，人参 15g，桂枝 5g，阿胶 10g，丹皮 10g，甘草 6g，生姜 3 片，法半夏 10g，麦门冬 15g。

加减：痛后气短心累，以内补当归建中汤主之。也可用自制方温经活血汤加减：炮附子 15g，干姜 6g，当归 15g，赤芍 30g，地龙 12g，鸡血藤 30g，牛膝 15g，丹参 30g，炙甘草 6g，蜈蚣 1 条（研末冲服）。

7. 热证

症状：腹痛拒按，有时引及两侧，经期一般提前，量多而浓稠，色红或紫，唇红口干，心烦，便秘尿黄，脉弦数或滑数。也有的不表现唇红口干、心烦、便秘、尿黄、脉弦数或滑数。

治法：以清热凉血为主。

方药：加减保阴煎（《景岳全书》）或涤热逐瘀汤（自制方）。

加减保阴煎：生地黄 10g，丹皮 15g，赤芍 15g，香附 10g，青皮 10g，黄芩 10g，黄柏 10g，甘草 6g。

涤热逐瘀汤：丹参 15g，丹皮 9g，生地黄 9g，三棱 6g，莪术 6g，延胡索 6g，通草 6g，香附 6g，槟榔 6g，大黄 3g。

以上痛经的分类中，虽举出一些主症或次症，但未能全尽，因患者的临床表现与体质、生活地区、气候都有关系，因此只要掌握虚实寒热进行辨证论治，应用虚补、实攻、热清、寒温等方法即可。临证必须辨证清楚，妄投药物则会痛上加痛，病不去而痛更甚。

八、闭经

（一）概述

闭经是指女子到一定时期（18周岁）月经当至不至，或来潮后又至少停止2个月以上，除开习惯性居经、闭月、妊娠期和哺乳期，并且无其他病患者（一般经闭时期无全身症状），此为闭经。初潮后1年或2年内偶有不调，出现月经推后者，不属闭经。

停经时间在3个月以内往往无自觉症状，以后逐渐出现头晕、心累、疲倦、腰酸、消瘦、情绪烦躁等。如迁延失治则可能出现绝经期症候群，如失眠、食欲减退、毛发脱落、性欲降低、性器官萎缩等一系列气血虚弱的征象。

（二）因机详述

卓老认为，本病的发生系因气血不足，冲任不调，胞脉闭塞，营阴暗耗所致。虽发病因素较多，但不外乎血枯、血滞两类。卓老认为血枯是虚证，是血亏的重症，由渐而来，先过少、推后，乃至停闭，分为血虚、脾虚、劳损、胃热四证。血滞为实证，其重证表现为血瘀，多系骤然停闭，分为风寒、气郁、痰阻、血瘀四证。经闭的重点在于虚证，凡属无胀无痛、无阻无隔而月经久不至者属血枯经闭之候。血枯的治疗以补血养液为主，血滞的治疗以调气和血为主。要注意滞者可通，枯者不可通，血皆枯而复通之，为竭泽而渔。要使血液不枯，应养血；要使血液通畅，必须加速补充血容量。血枯者亦不可大剂峻补血液，恐本身吸收生机不旺。

（三）治则治法

卓老认为经闭一证，无论血枯血滞，在治疗上应详审有热无热、夹虚夹实，随证变通，不可偏补或峻攻，宜细审病机，于寒热、温凉、补泻、攻散诸法中灵活施治，方可收到良好效果。卓老还特别告诫同仁：要警惕一见闭经，不分虚实即乱施通利的做法。辨证时尤当注意，具体治疗当根据不同的情况，采取"虚者补之，实者泻之，劳者温之，损者益之，结者散之，留者攻之，客者除之"等法，辨证施治。卓老还指出，经闭的治疗周期较长，非短期即能奏效，所以服药要持之以恒，不可半途而废。

（四）证治分型

1. 血枯类证

（1）血虚证

症状：经闭数月，面色苍白带黄，两目少神，头晕目眩，时或头痛，心累气短，饮食减少，消化不良，甚则形体消瘦，舌质淡苔薄，或光剥无苔，脉象虚细。

治法：以养血益气为主。

方药：卫生汤（李东垣方）。

白芍 60g，黄芪 90g，当归 60g，甘草 30g。

加减：若大便燥结，加肉苁蓉 60g，熟地黄 60g。

若气血亏虚者，宜气血双补，兼滋肝肾，自制益气补冲汤主之。益气补冲汤：党参 15g，白术 12g，云茯神 12g，秦当归 9g，熟地黄 12g，黄芪 9g，枸杞 9g，菟丝子 9g，炙甘草 9g。

（2）脾虚证

症状：经闭数月，面色苍黄，精神疲倦，四肢不温或水肿，心悸气短，时有腹胀，饮食少，大便溏，口淡，舌苔白腻，脉缓弱。

治法：以补脾和胃，益气调血为主。

方药：加减参术饮（自制方）。

党参 12g，白术（炒）12g，茯苓 12g，怀山药 15g，砂仁 3g，秦当归 15g，川芎 1.5g。

加减：若兼夹痰湿阻滞者，宜健脾除湿、化痰养血，加减香砂六君子汤（自制方）主之。泡参 9g，茯苓 9g，白术 9g，木香 6g，砂仁 6g，陈皮 3g，半夏 9g，川芎 4.5g，秦当归 6g。

（3）劳损证

症状：月经不行，面色苍白，两颧发赤，手足心热，午后潮热，皮肤枯燥，或有微咳，咯痰不爽，口干心烦，气短，甚则喘促不安，心悸不寐，唇红而干，舌淡红，苔薄微黄，或光滑无苔，脉虚细而数。

治法：滋肾养肝润肺。

方药：鳖甲养阴煎（自制方）。

鳖甲12g，龟甲12g，干地黄12g，枸杞12g，麦门冬12g，杭白芍12g，何首乌藤15g，地骨皮3g，茯神3g，牡丹皮6g。

加减：偏肺脾两虚证，宜补益气血，劫劳散（《太平惠民和剂局方》）主之。劫劳散：白芍180g，黄芪60g，甘草60g，当归60g，沙参60g，法半夏60g，茯苓60g，五味子60g，阿胶60g，熟地黄60g（有条件者，可加入紫河车一具）。

偏肝肾阴虚证，宜滋阴养液，佐以疏肝，一贯煎（《柳州医话》）主之。一贯煎：北沙参15g，麦门冬9g，生地黄9g，当归身6g，枸杞9g，川楝子9g。

偏脾胃虚弱证，宜和脾胃养肝肾，参术六味丸（自制方）主之。参术六味丸：生地黄9g，山茱肉9g，怀山药12g，牡丹皮6g，泽泻6g，泡参12g，白术9g，茯苓9g。

（4）胃热证

症状：经闭不行，胃脘灼痛，消谷善饥，渴喜冷饮但不多饮，长期口臭，赤衄，小便短黄，大便秘结，舌质红，苔黄或薄少，脉象滑数或细数。

治法：以泄热存阴为主。

方药：四物汤合调胃承气汤加减。

白芍20g，生地黄15g，当归5g，川芎5g，熟大黄5g，芒硝10g，炙甘草6g。

注：治疗经闭血枯类证，卓老喜用温补，强调以"养"为主，自拟通脉大生片以补肾养血调经。通脉大生片作为成都中医药大学附属医院院内制剂，沿用至今，临床疗效颇高。（详见"卓雨农先生常用独特方药举隅"篇）

2. 血滞类证

（1）风寒证

症状：月经数月不行，面青，四肢痛，关节不利，少腹冷痛，恶风怕冷，腰酸背痛，或有头痛，或胸闷泛恶，舌淡口和，苔白润，脉多浮紧。

治法：祛风散寒，温经行滞。

方药：独活通经汤（自制方）。

桑寄生 15g，秦艽 9g，独活 6g，川芎 6g，香附 9g，姜黄 6g，焦艾叶 9g，防风 6g。

加减：积冷藏寒者，少腹冷痛拒按，喜热熨，脉沉紧。宜温经行血，加减温经汤（自制方）主之：当归 9g，川芎 9g，桂心 9g，赤芍 9g，莪术（醋炒）9g，党参 9g，牛膝 6g，炙甘草 6g。

（2）气郁证

症状：经闭不行，精神疲乏，头晕头胀，胸闷胁胀，腹痛，腿软无力，性急烦躁易怒，舌质微红，苔厚黄或厚腻，脉弦。

治法：疏肝解郁，活血调经。

方药：解郁活血汤（自制方）。

当归 6g，白芍 9g，柴胡 6g，茯苓 9g，薄荷 3g，牡丹皮 6g，山栀仁 6g，白术 9g，泽兰叶 12g，郁金 6g，甘草 3g。

临床亦可用丹栀逍遥散（《医学入门》）加减：牡丹皮 10g，炒栀子 10g，北柴胡 6g，赤芍 15g，白芍 15g，茯苓 12g，全当归 10g，薄荷 3g（后下）。

加减：气郁夹湿，兼见腰酸带下，宜开郁行气化湿，加味开郁二陈汤（《万氏妇人科》）主之。加味开郁二陈汤：陈皮 6g，茯苓 9g，苍术 6g，香附 9g，川芎 6g，半夏 6g，青皮 4.5g，莪术 6g，木香 3g，当归 6g，甘草 3g。

气郁血虚者，兼见头晕耳鸣，宜行气益血，十味香附丸（《济阴纲目》）主之。十味香附丸：香附 480g，当归 120g，川芎 120g，芍药 120g，熟地黄 120g，白术 60g，泽兰 60g，陈皮 60g，炙甘草 30g，黄柏 30g。共为细末，醋糊丸如梧桐子大。每服 6～9g，空腹盐汤下。

（3）痰阻证

症状：体质素肥胖，面色㿠白，经闭不行，白带甚多，胸闷脘胀，痰多，时作呕吐，饮食不思，口淡，舌质正常。

治法：温化痰湿，佐以行血。

方药：加味导痰丸（《济阴纲目》）。

制半夏 9g，茯苓 9g，陈皮 6g，甘草 3g，枳实 4.5g，川芎 4.5g，生姜 2 片。

加减：郁而化热者，宜清热祛痰，蠲饮六神汤加味（《女科辑要》）。橘红 3g，石菖蒲 3g，半夏曲 3g，胆南星 3g，茯神 3g，旋覆花 3g，枳壳 6g，竹黄 6g。

（4）血瘀证

症状：经闭不行，腰酸，间或胀痛（下腹部较明显），两胁胀痛，大便正常或便结，多有白带，精神一般，头胀胸痞，舌质淡红，苔黄白或呈浅黄色，脉弦而有力（中候沉）。

治法：理气活血，祛瘀通络。

方药：生化通经汤（自制方）。

香附 9g，当归尾 6g，酒丹参 12g，土牛膝 9g，桃仁 6g，红花 3g，泽兰 12g。

加减：兼气滞重者，重在理气活血，七制香附丸（《医学入门》）主之。香附 420g，当归 60g，莪术 60g，牡丹皮 30g，艾叶 30g，乌药 60g，川芎 30g，延胡索 30g，三棱 30g，柴胡 60g，红花 30g，乌梅 30g。

瘀结甚者，经闭日久，面色青黯，肌肤甲错，为内有干血。重在行血逐瘀，大黄䗪虫丸主之。大黄 75g，䗪虫 60g，黄芩 60g，甘草 90g，桃仁 120g，杏仁 120g，芍药 120g，干地黄 300g，干膝 30g，虻虫 120g，水蛭 100 条，蛴螬 120g。共研细末，炼蜜为丸，如绿豆大，日三服，每次用酒饮服 5 丸，根据体质强弱进行用量加减。

九、经行吐衄

（一）概述

在经期前中后期出现吐血或衄血，这种倒行逆上的表现就叫倒经或逆经，又称为代偿性月经。因为与月经周期有关，可以影响月经，导致经量减少或不来。

（二）因机详述

经行吐衄乃经期阴虚于下，阴不涵阳，阳反上冲，有升无降，倒行逆施，升降不平，血随气逆，阳络受伤，血从外溢，出现吐血或衄血。《灵枢·百病始生》云："阳络伤则血外溢，血外溢则衄血。"

（三）治则治法

卓老认为，经行吐衄虽以血热气逆为外在表现，但应细审其肝热、阴虚、肺燥等内在病机，分清虚实，灵活运用清肝泻火、滋阴凉血、清热润燥诸法，因其证型审因施治，方可收到良好效果。

（四）证治分型

1. 血热证

症状：经前及经期或衄或吐，量多，色红，面红唇赤（多见于衄），口干咽燥，并有心烦易怒，大便秘结，舌红苔黄而干，脉象洪数。

治法：清热降火，引血下行。

方药：芩（泻肺）连（泻心）四物汤加减。

黄芩炭、黄连、白芍、生地黄（重用）、川芎、牛膝、丹参、大蓟炭、小蓟炭。

2. 阴虚证

症状：经期中或经前吐或衄，量较少，头晕耳鸣，潮热，或咳嗽，唇干红，舌绛无苔，脉细数。（这类患者体型瘦削，注意与肺结核区别）

治法：滋阴降火。

方药：顺经汤（《傅青主女科》）。

当归（酒洗）15g，白芍（酒炒）6g，丹皮 15g，白茯苓 9g，大熟地黄（九蒸）15g，沙参 9g，黑芥穗 9g。

临床亦可用益阴汤（自制方）主之：天门冬 9g，麦门冬 9g，女贞子 9g，墨旱莲 9g，白芍 9g，甘草 6g，白茅根 12g，藕节 12g，丹参 12g，香附 6g；或者清金引血汤（自制方）加减：藕节 15g，白茅根 15g，侧柏叶 9g，降香 6g，桑叶 9g，麦门冬 9g，墨旱莲 9g，黑芥穗 4.5g，泽兰 15g。

加减：肺燥者，可用墨旱莲、女贞子、降香、侧柏叶、红泽兰、杭白芍、丹皮、丹参清燥润肺，引血下行；潮热甚者，加生地黄 12g，青蒿 9g。

3. 肝热证

症状：经期中或经前吐或衄，色鲜红，心烦易怒，耳鸣，头晕，时有潮热，舌质红，苔薄黄，脉弦或弦数。

治法：清肝泻火。

方药：丹栀逍遥散加减（《医学入门》）或加减龙胆泻肝汤Ⅰ（自制方）。

丹栀逍遥散：牡丹皮 10g，炒栀子 10g，北柴胡 6g，赤芍 15g，白芍 15g，茯苓 12g，全当归 10g，薄荷 3g（后下）。

加减龙胆泻肝汤Ⅰ：龙胆草 6g，黄芩 6g，栀子 6g，白芍 9g，红泽兰 15g，牡丹皮 9g，鳖甲 9g，牛膝 6g，白茅根 15g。

本病多属热证，由于热壅于内，邪伤阳络，气逆血升，逆行紊乱。在治疗上，非重剂抑降无以复其下行为顺，甚者且须攻破（症见头昏等上热下寒之象，脉数有力）方能顺降，因为气火上扬，其病最急，唯恐血壅于上，气绝于下，医者宜注意省之。

十、经行便血

（一）概述

经行便血是指每逢月经来潮前或正值经期，出现便血的症状，经净后便血逐渐停止，每月如此，反复发作，也称差经或错经。这种症状可见于西医所说的子宫内膜异位症。如果素有痔疾或患有溃疡性结肠炎，经期也可能偶有便血情况，但非每月必见，不具有周期性，因而不属于经行便血的范畴。

（二）因机详述

1. 肝脾肾虚

素体脾气虚弱，或饮食劳倦内伤，中气受损，气虚统摄无力；或肝虚不能藏血，血循紊乱；或脾肾虚摄纳无权，发生便血。

2. 血热

平素恣食酒浆厚味，或嗜食辛辣、燥血动火之物，火热郁结肠胃，下注大肠，月经将潮和经行之际，冲脉气盛，引起肠中积热，热灼大肠血络，迫血妄行而致大便出血。

3. 阴虚

素体阴虚，或久病多产，忧思郁怒，五志化火，阴精被灼，经行之际，阴血下行，致使阴血益虚，虚热内生，内热迫血妄行，发生便血。

（三）治则治法

阴虚血热证的治疗用滋阴清热、凉血止血之法。血热实证的治疗宜采用清肠泻火、凉血止血的原则。脾失统摄证的治疗宜采用健脾益气、温阳止血之法。肝失疏泄的治疗宜疏肝理气，调冲止血；肾失封藏的治疗宜补肾益气，固冲止血。经行便血的患者，在日常生活中应养成良好的饮食习惯，少吃辛辣刺激食品，忌烟忌酒，同时避免过度疲劳和紧张。

（四）证治分型

1. 阴虚血热证

症状：经前便血，血色鲜红（注意与痔血区别），经量不多，无腹痛现象，或有腰胀；平时面色苍白或黄，便血时见颧红而微热，头晕耳鸣，舌红而干，苔薄黄或无苔，脉虚数。

治法：养阴清热。

方药：保阴煎（《景岳全书》）。

生地黄 9g，熟地黄 6g，芍药 6g，怀山药 9g，续断 6g，黄芩 4.5g，黄柏 4.5g，甘草 3g。

加减：黄芩、黄柏两味视虚热之盛衰而增减。如感气虚大肠坠象或血势较甚，便不能不注重气虚，可加入人参、麦门冬或甜桔梗 4.5g。

2. 血热实证

症状：前后阴之血俱热，色红，而量不减，且有时亦现腹痛，周期提前；面红唇赤（病情久则转为面色淡白，唇微红），心烦易怒，便燥，身热，舌红苔黄燥，脉浮数而弦。

治法：凉血清热。

方药：生地四物汤加味。

生地黄、当归、赤芍、秦艽、黄芩、地榆、槐花。

加减：原方归、芎可去，尤以川芎必去之，因二者有动血之弊，白芍改为赤芍药既能治腹痛又能凉血。

3. 肝脾肾虚证

症状：经行便血，经期错乱，多属后期，量多，色红者偶有凝块而带乌色（便血者无血块），经色淡者无凝块（便血者亦色不淡无块），无腹痛而有腰胀，面色苍白，头晕眼花，耳鸣，心悸气短，腿软，食少便溏，舌淡红无苔，脉虚浮而数，亦有关尺缓弱者。

治法：滋肝养肾，益气扶脾。

方药：顺经两安汤（《傅青主女科》）。

人参、麦门冬、熟地黄、黄肉、白芍、白术、升麻、黑荆芥、巴戟天。

注意：人参可用泡沙参、党参或高丽参代用。全方引血归经，若升阳益气过多则患者易汗出，有眩晕感（使气血郁结于颠顶之上）。

十一、小结

卓老治疗月经病，善用血肉有情之品，且轻重有度。治疗崩漏、闭经属肾虚精亏者，喜加龟甲胶、鹿角胶等血肉有情之品；以气虚为主时，不喜用温热药，常用举元煎佐以蜜炙升麻，且蜜炙升麻量不宜多，6～9g 即可，以防虚阳上越，适得其反；血热或出血异常时常合乌茜汤，血多用茜草炭，血少则用茜草根，收涩止血且不留瘀；寒凝致痛习用温经汤或艾附暖宫丸，酌加酒炒白芍行瘀，炮姜、桂枝温经活血；血虚致痛常用胶艾汤、佛手散、左金丸等方加用台乌药、桂枝、半夏、甘草等；气血俱虚者，常在药物中冲入紫河车粉，借血肉之品温补元阳、益气养血；无明显寒热偏颇的月经量少，可冲服三七粉，每收良效。

带下病篇

一、带下病总论

　　带下病名首见于《内经》。《素问·骨空论》曰："任脉为病……女子带下瘕
瘕。"带下有广义和狭义之分，广义带下指妇女一切疾病的总称，扁鹊过邯郸闻
贵妇人病则为带下医。狭义带下又有生理和病理之分，生理性带下属于妇女胞
宫、阴道的正常分泌物，即《沈氏女科辑要》引王孟英所说："带下，女子生而即
有，津津常润，本非病也。"只有当带下的量、色、质、气味异常，才属病理性
带下。《金匮要略》三十六病中"此皆带下，非有鬼神"，"妇人年五十所，病下
利数十日不止，暮即发热，少腹里急，腹痛，手掌烦热，唇口干燥……此病属带
下"。隋·巢元方《诸病源候论·妇人杂病诸候·带下候》明确提出了"带下病"
之名，并分"带五色俱下候"。《证治准绳》指出，"妇人有白带者乃是第一等病，
令人不能产育，宜急治之"。傅青主亦非常重视带下，将带下病列为《傅青主女
科》的卷首。

　　带下病主要是湿邪伤及任脉和带脉，使冲任不固，带脉失约。任脉起于胞
中，上贯带脉，如果带脉有了病变不能约束，胞中黏稠之物滑脱而下。《女科撮
要》曰："带下多由脾胃亏损，阳气下陷，或痰湿下注，蕴积而成。"巢元方指出，
"冲任脉起于胞内，阴阳过度，则伤胞络，故风邪乘虚，入于胞中，损冲任之经，
伤太阳少阳之血，致令胞络之间，秽与血相兼带而下，冷则白，热则赤"。湿邪
有内外之别，外湿多因久居湿地，或涉水淋雨，或摄生不洁，或不洁性交等，以
致感受湿热虫毒之邪；脾肾肝三脏功能失调是产生内湿之因。脾阳衰弱，阳气受
阻（本衰），运化功能失常，以致脾精不能上输而为荣血，反随湿土之气下陷成
为白带。脾气不化，带脉不固，气不化经成为带下病。脾气虚，肝气郁，湿热之
侵皆能致带。湿郁过久，郁而化热，热伤血络，则其中必夹血液而成赤白带，这
是由于伤及血分、气分。肾阳衰弱，水不化气，胞中津液滑脱而下致带下增多。

　　带下病的治疗大法是温、清、补、涩四法。脾虚阳气下陷，寒湿下注者，宜

补气升阳、温化寒湿；湿热下注者，宜清热利湿；肝经郁火者，宜清热泻肝，热甚者宜泻火；肾虚滑脱者，宜温肾固涩。临证时还需要根据具体情况分别论治。古人根据带下的颜色及病因病机的不同，将其分为青带、赤带、黄带、白带和黑带五种病理性带下，现分别论述如下。

二、白带

（一）概论

白带是女性阴道内流出的一种白色黏腻的液体，是妇科常见的病证，多见于已婚女性。《傅青主女科》指出，"妇人有终年累月下流白物，如涕如唾，不能禁止，甚则臭秽者，所谓白带也"，"病带者……出嫁之女多有之，而在室女则少也"。

（二）因机详述

产生白带的原因，历代医家有种种说法，《女科经纶》引缪仲淳说："白带多是脾虚，肝气郁则脾受伤，脾伤则湿土之气下陷，是脾精不守，不能输为荣血，而下白滑之物。"又引赵养葵说："带者，奇经八脉之一也……八脉俱属肾经……下焦肾气损虚，带脉漏下。"《傅青主女科》说："然而带脉之伤，非独跌闪挫气已也。或行房而放纵，或饮酒而癫狂，虽无疼痛之苦，而有暗耗之害，则气不能化经水，而反变为带病矣。"

（三）治则治法

白带的临床治疗应该辨证施治，辨清寒热虚实，综合分析。一般寒证，白带清稀如水，量多；热证，白带质稠，兼口苦咽干，小便短黄；虚证则见面色苍白，白带量多而有冷感；实证大都白带黏浊腥秽，胸闷苔腻。临证需根据症状、病因辨证施治。脾虚证，宜健脾益气；湿热证，宜清热渗湿止带；痰湿证，宜燥湿化痰为主；肾虚证，宜补肾固涩止带。治疗时不可一概而论之。

（四）证治分型

1. 脾虚证

症状：带下色白为涕为唾，甚则绵绵不绝，无臭秽气，腰时有胀感，月经有时推后，病久者，神倦肢冷，便溏，小便清长，甚则两足浮肿，舌质正常或淡红，苔白而润，脉缓弱。

治法：健脾益气，升阳除湿。

方药：参苓白术散（《太平惠民和剂局方》）。

党参 12g，怀山药 12g，茯苓 9g，白术（土炒）9g，扁豆 12g，薏苡仁 12g，莲米 9g，陈皮 6g，砂仁 4.5g，桔梗 6g。

脾虚而湿盛者在健脾中必佐以除湿，由于湿是因虚而聚，故亦可用完带汤（《傅青主女科》）。白术（土炒）15g，怀山药 15g，党参 12g，酒白芍 6g，车前子（酒炒）9g，苍术 9g，甘草 3g，陈皮 1.5g，黑芥穗 1.5g，柴胡 1.5g。

加减：腰痛腹冷者，去桔梗、薏苡仁，加杜仲 12g，狗脊 6g，焦艾叶 9g。

饮食减少，胸闷不舒，小便清长，大便溏甚者，去薏苡仁、桔梗，加半夏 6g，肉桂 3g，白芷 6g。

食少胸满，无大便溏者，党参易泡参，丁桂芷六君子汤加减（习用方：丁香、肉桂、白芷、泡参、白术、茯苓、甘草），亦可用完带汤。

2. 湿热证

症状：带下质稠量多，微有腥臭，或阴中痒痛，头眩，疲倦，胸闷纳少，口干，口渴不多饮，心烦少寐，大便秘结，小便频数而刺痛，舌苔黄腻。

治法：泻下清热，渗湿止带。

方药：止带方（《世补斋不谢方》）。

猪苓 9g，茯苓 9g，泽泻 9g，车前子 9g，栀子 6g，茵陈 9g，赤芍 6g，黄柏 6g，牛膝 3g，牡丹皮 3g。

本证肾与膀胱俱受影响，本方利膀胱而泻肾，表里俱治，并清除血分湿热，主要仍是治在气分，而不在血分。

3. 痰湿证

症状：带下量多，形如痰状，头重，口中淡腻，胸闷，腹胀，食欲或减，身体肥胖者较多，苔白脉滑。

治法：燥湿化痰。

方药：苍附导痰汤（《叶天士女科诊治秘方》）。

苍术 9g，香附 9g，制半夏 12g，陈皮 9g，茯苓 12g，枳壳 6g，天南星 6g，甘草 3g，生姜 2 片。

加减：脾虚者，以六君子汤为主；肢肿尿短者，去天南星，加桂枝和生姜；头重身痛者，加桑枝、白芷。

本证虽以痰湿为主，治疗时可以与脾虚证合参。

4. 肾虚证

症状：白带清冷，状如鸡蛋清，久而不化，面色晦暗，精力疲乏，便溏，尿清长，腰酸痛，舌淡苔白，脉沉缓。

治法：固肾培元，佐以固涩。

方药：金锁固精丸（《医方集解》）。

牡蛎、桑螵蛸、白石脂、云苓、榧子、五味子、菟丝子、龙骨。

加减：若腹冷，腰痛，骶尾骨亦痛，四肢不温，面色白，唇淡或乌，经水色淡，质薄，脉沉细弱，可以说与"精液不守者为虚"同样的病机，也就是下焦无火，虚而不能固摄为浊带，治用内补丸（《太平圣惠方》）。鹿茸（鹿角胶、鹿角霜可代）、菟丝子、沙苑、紫菀茸、黄芪、肉桂、桑螵蛸、肉苁蓉、附子、茯神。方中鹿茸通督脉，督脉为阳脉之海，而力任升举之功，提其陷也。全方温阳举陷，补肾扶气。

（五）临证体会

辨证应分清楚虚实寒热。

1. 有经无带，有带无经，经带夹杂者非赤白带也，首先考虑有无肿瘤。

2. 分清带下的量、色、质。

3. 带下病应考虑病灶在子宫，与冲任二脉有密切关系，同时带脉为八脉之一，八脉俱属肾经，下焦肾气受损，则带脉漏下。另外，产生带下的病因中脾湿亦为主要的湿邪，湿又可化热，湿聚又为痰。治疗原则是温、清、补、涩，具体为壮脾胃、养肝肾、升阳气、除湿热。

4.调摄方面，脾虚及痰湿患者，忌厚味重油脂的食物，宜多食蔬菜粗粮，脚勿冷，腰勿寒。湿热证者，辛辣燥味、鸡肉羊肉少食，少刺激肝经等。肾虚证者，寒凉之物禁忌。避免因房事而耗气耗神或直接影响局部，更要注意局部卫生。

三、赤带

（一）概论

妇女阴道流出的一种似血非血而呈赤色的黏液，叫做赤带。《傅青主女科》云："有带下而色红者，似血非血，淋沥不断，所谓赤带也。"如果下鲜红色血液，应与月经过少、经间期出血相鉴别。朱丹溪谓，"白属气分，赤属血分"。

（二）因机详述

根据症状表现，带下呈赤色的病因一般以湿热盛者居多，脾气受伤，运化无力，湿热之气与血俱下，所以成混合之色。如《傅青主女科》说："夫赤带亦是湿病，湿是土之气，宜见黄白色，今不见黄白而见赤者，火热故也。"肝喜调达而恶抑郁，若肝气郁结，调节血量和疏泄气机的功能失常，使胞宫蓄溢失调，经血非时而下，与带下相混而成赤带也。也可因心肝火旺，以致阴血亏损，内火炽盛，阴虚火旺而迫血妄行。

（三）治则治法

赤带虽不外乎湿热、肝郁、阴虚，但在临床辨证上，仍须详审虚实，辨明病因病机。一般属于湿热者，带下多黏腻腥秽，苔黄脉数，心烦口苦；肝郁者，带下似血非血，伴有月经先后无定期，舌红脉弦；阴虚者，带下量少，心悸少寐，口干心烦，舌红苔少，脉细数。综合症状，全面分析，才能得出正确的诊断和治疗方法。湿热证者，清热利湿；肝郁证者，调肝解郁；阴虚证者，滋阴清火。

（四）证治分型

1. 湿热证

症状：带下量多色赤，黏腻腥秽，口苦，心烦少寐，胁肋胀痛，小便黄或刺痛、频数，舌红苔黄，脉弦数。

治法：清热利湿，平肝解郁。

方药：加味龙胆泻肝汤（《医方集解》）。

龙胆草 6g，当归 6g，生地黄 9g，泽泻 6g，车前子 9g，木通 9g，柴胡 3g，黄芩 9g，栀子 9g，赤芍 6g，甘草 3g。

2. 肝郁证

症状：带下淡红似血非血，月经先后无定期，胁胀满，口苦咽干，面色黄润，小便微黄，舌黄白相间，脉弦数。

治法：调肝解郁。

方药：丹栀逍遥散（《女科准绳》）。

牡丹皮 9g，炒山栀 9g，当归（炒）6g，白芍（酒炒）9g，茯苓 9g，柴胡 6g，白术（炒）6g，炙甘草 3g。

加减：口苦咽干者，当归、白术可去；如心烦，头晕，溺赤，呈黏液性，色较浑者，以龙胆泻肝汤为主（《医方集解》），但剂量可斟酌，黄柏、茅根亦可应用。

3. 阴虚证（心火内炽）

症状：带下量少似血非血，心悸，少寐，头晕眼花，面色苍白，时有潮红，口干心烦，体瘦，舌红苔黄，脉细数。

治法：滋阴清火。

方药：清心莲子饮（《太平惠民和剂局方》）。

石莲子 12g，北沙参 12g，麦门冬 12g，地骨皮 6g，黄芩 9g，焦山栀 9g，黄芪 15g，生甘草 4.5g，车前子 4.5g。

加减：本证病程较久，火热内炽，使阴血渐虚，并影响中气，如果气虚症状不明显，沙参、黄芪、麦门冬可去，加入赤芍、椿根皮、黄柏。

四、黄带

（一）概论

妇女阴道排出一种黄色黏液，微有臭气或无，或有阴道发痒，称为黄带。其色若深如浓茶汁，气臭秽，可能与肿瘤有关。《傅青主女科》说："有带下而色黄者，宛如黄茶浓汁，其气腥秽，所谓黄带也。"

（二）因机详述

《诸病源候论》最早论述黄带的病机，曰："带下色黄者，脾脏虚损，故带下而夹黄色。"即脾经湿郁，脾虚气不运化，水谷津液不能生精化血，聚而为湿，郁而化热。《傅青主女科》说："黄带为任脉中湿热不得化，煎熬成汁，变而为黄。"《女科证治约旨》说："因思虑伤脾，脾土不旺，湿热停蓄，郁而化黄，其气臭秽，致成黄带。"根据以上论述，我们可以了解，引起本病的主要原因是湿热内蕴，郁而成黄。

（三）治则治法

针对引起本病的主要原因，治疗上当以清热利湿为主。如经久不愈，转属虚证，又当以补益为主。黄带一般因湿热不化，郁结肝脾，故治从清热利湿，扶气实脾，虚证佐以升举，实证佐以解毒。气虚多用升麻、白芷、桔梗；实证多用贯众、银花、蛇床子、黄柏、甘草梢。

（四）证治分型

1. 湿热证

症状：带下色黄，有腥秽气，甚者触鼻，或阴中肿痛，面色晦暗或淡黄，头胀眩晕，大便秘结，小便赤涩，月经大多不正常，苔黄而腻，脉弦数。

治法：清热利湿。

方药：漏下去黄方（《千金要方》）。

黄连 15g，大黄 15g，肉桂 15g，黄芩 18g，䗪虫 18g，干地黄 18g。

2. 脾虚湿郁证

症状：带下色黄，黏稠如涕，时久不止，头眩晕，食欲减少，月经多后期，色淡，面色淡黄或萎黄，大便时溏，小便淡黄，舌苔薄白，脉软而滑。

治法：健脾渗湿。

方药：易黄汤（《傅青主女科》）。

怀山药（炒）30g，芡实（炒，打）30g，盐黄柏 9g，炒车前子 3g，白果（打碎）10 枚。

加减：如果分泌物较黏稠，口干内热，小便较黄，此属于热较重，侧柏椿皮丸主之（《丹溪心法》）：椿根皮、侧柏叶、香附、白芍、白术、黄连、黄柏、白芷。

3. 气虚证

症状：带下量多而清，淋沥不止，色淡黄无臭气，气短神疲，面色㿠白，倦怠懒言，便溏，舌淡红，苔薄黄，脉缓而虚。

治法：扶气实脾，兼清湿热。

方药：六君子汤加减（《医学正传》）或益气升阳除湿汤（自制方）。

六君子汤：人参、茯苓、白术、甘草、陈皮、半夏、柴胡、山栀、升麻、莲须、白芷。

益气升阳除湿汤：党参 15g，白术 9g，炙甘草 3g，陈皮 6g，升麻 2g，柴胡 3g，茯苓 9g，茅苍术 6g，焦柏叶 3g。

五、青带

（一）概论

青带是指妇女阴道中流出的液体颜色发青，状如绿豆汁，黏腻而下，气腥膻臭秽的一种带下病证。正如《傅青主女科》曰："妇女有带下而色青者，甚则绿如绿豆汁，稠黏不断，其气腥臭，所谓青带也。""解肝木之火，利膀胱之水，则青绿之带病均去矣。方用加减逍遥散。"临床上，纯下青色的带证少见。本证往往易与黄带相杂，成为嫩绿色或菜黄色。因为产生带下的主要原因是脾湿，脾湿则肝易郁，肝郁生热，热聚中焦，与脾湿相合，故带下如嫩绿色。

（二）因机详述

古人认为，青带产生的原因是肝脏虚损，或湿热下注于带脉所致。《诸病源候论》说："带下青者，是肝经虚损，故带下而夹青色。"《傅青主女科》说："夫青带乃肝经之湿热。肝属木，木色属青，带下流如绿豆汁……逆轻者，热必轻而色青；逆重者，热必重而色绿。"《妇科易知录》也说："肝经湿热停住中焦，走于胞宫，郁逆之气积久腐化而成。"此外，青带亦有因带下日久，肾经虚损而成者。

（三）治则治法

诊断青带，当根据全身症状，并辨别虚实。治疗上，初期宜清解肝经郁火，通利膀胱湿热。如病久正气已虚，则宜养肝滋肾兼和脾胃。属肝经湿热带下者，质多黏稠腥臭，苔必黄腻，脉弦数。若带下日久不止，呈现头晕，耳鸣，目眩，腰膝酸软，舌质红，脉虚细，多为肾经虚损。总之，属实者宜清，属虚者宜补，更审其有无兼夹之证而随证加减化裁而治。

（四）证治分型

1. 肝经湿热证

症状：带下色青，质黏稠，且有臭气，面色苍黄带青，精神抑郁，善怒气短，胸痞胁痛，头胀眩重，食少，便黄，舌质暗红，苔黄腻，脉弦数。

治法：解肝郁，清肝火，利湿热。

方药：加减丹栀逍遥散（《内科摘要》）。

丹皮 6g，山栀仁 9g，白芍 9g，柴胡 6g，茯苓 9g，苍术 9g，荆芥 6g，甘草 3g，薄荷 3g。

加减：如阴道瘙痒者，加蛇床子、金银花；如腥臭味甚，头脑昏蒙，经期提前，小便短赤，舌红苔干，脉弦数者，本方柴胡、丹皮、茯苓皆不宜用，而应佐以滋水涵木，加入天门冬、生地黄、女贞子、墨旱莲、郁李仁。

临床亦可用加减完带汤（自制方）：泡参 12g，白芍 6g，苍术 6g，茵陈 9g，甘草 3g，荆芥 3g，柴胡 2.4g，栀子 6g，黄柏 6g，黄连 3g。

2. 肾经虚损证

症状：带下色青，日久不愈，月经一般多推后，量少质薄，头晕，目眩，耳鸣，时有盗汗，咽喉燥痛，腰膝酸软，大便干燥，舌红苔薄，脉虚数。

治法：宜滋补肝肾。

方药：滋血舒肝汤（自制方）。

当归 6g，白芍 9g，熟地黄 9g，山萸肉 9g，青皮 4.5g，生麦芽 15g，郁李仁 12g。

临床亦可用济阴地黄丸（《证治准绳·类方》）：地黄、山药、山茱萸、当归、枸杞、肉苁蓉、巴戟天、五味子、麦门冬、菊花各等分，研为末，炼蜜为丸如梧桐子大，每服 70～80 丸，空心白汤送下。

六、黑带

（一）概论

黑带是指妇女阴道中流出色黑，或赤白带中夹有黑色，甚则如黑豆汁，质清不稠或浓黏臭秽的带下病证。《傅青主女科》说："妇人有带下而色黑者，甚则如黑豆汁，其气亦腥，所谓黑带也。"《妇科易知录》说："带下色黑，有如黑豆汁，或浓黏臭秽，或清稀如水。"

（二）因机详述

黑带之产生，当叩其虚实两端而言。虚证方面，主要责之于肾气虚损，肾阳不运，命门无火，阳不化阴，寒湿聚于下焦，肾不能摄固。《诸病源候论》说："带下黑者，是肾脏之虚损，故带下而夹黑也。"因黑为肾之本色，肾气虚损，阳气不运，所以带下色黑。临床上亦有因脾阳下陷，寒湿不化，带下如扬尘水者。实证方面，乃因胃火太旺，热注于下，与命门、膀胱、三焦之火合而煎熬，影响带脉经血而致。

（三）治则治法

黑带之病因病机，根据古代文献记载，结合卓老的临床经验，可归纳为肾虚、脾虚和火热三种。肾虚者，宜温肾扶阳为主，佐以固涩；如因脾虚寒湿不化，则须扶脾为主，佐以温化寒湿；火盛者，则当以清利火热为主。

（四）证治分型

1. 肾虚证

症状：带下色黑，质稀薄，量多，绵绵不止，体衰气喘，胃纳减少，月经质稀而量多，经色多暗，腰酸，尿频而清长，喜暖恶寒，舌淡苔白，脉沉缓无力。

治法：温肾扶阳为主，佐以固涩。

方药：左归丸（《景岳全书》）合固精丸（《仁斋直指方》）加减。

熟地黄、怀山药、山茱萸、枸杞子、鹿角胶、当归、菟丝子、附子。

临床亦可用桂附止带汤（自制方）：附片（先煎）9g，肉桂1.5g，续断9g，焦艾叶9g，盐小茴香3g，乌贼骨15g，茯苓9g，芡实9g，金樱子9g。水煎，温服。

加减：下腹坠胀，阴中如有物坠出者，加升麻；怕冷明显者加肉桂；带下量多质稀如水者加用茯苓、芡实。若带下黄赤兼黑色，质稠而臭，两颧发赤，头目眩晕，午后潮热，咽干口渴，甚则心悸不寐，便结尿赤，舌红绛而苔剥，脉象虚细而数者，治宜滋阴益肾，方选知柏地黄汤加减。

2. 脾虚证

症状：带下色黑质薄，有清冷感，月经后期，色淡质稀，面色萎黄，或气短神疲，四肢水肿，手足不温，纳少便溏，舌淡苔白腻，脉沉迟。

治法：健脾升阳，温化寒湿。

方药：加减寿脾煎（自制方）。

党参12g，白术9g，当归6g，山药6g，莲肉6g，苍术6g，白芷6g，焦艾叶9g，干姜（炮）6g。

3. 热扰带脉证

症状：带下黄赤兼见色黑，腥臭黏腻，心烦口渴，口苦口腻，少腹灼痛，阴中肿痛，尿涩刺痛，舌质红苔黄腻，脉数或滑数。

治法：清热利火。

方药：利火汤主之（《傅青主女科》）。

大黄、白术、茯苓、车前子、黄连、栀子、知母、石膏、王不留行。

亦可用黄连解毒汤以泻火解毒。黄连解毒汤（《外台秘要》）：黄芩、黄连、栀子、黄柏。

按：黑带，古人多归之于肾虚与火热。所谓急则治其标，出血时应酌情用一些止血药，如地榆、贯众、仙鹤草等止血，亦能止黑带。血止后针对病因的不同而分别论治。另外本病证愈后当培补气血、健脾固肾，以恢复机体健康。

妊娠病篇

一、妊娠病总论

（一）概论

妊娠期间发生与妊娠有关的疾病，称妊娠疾病，又称"胎前病"。妊娠期间，由于母体生理上有特殊变化，故较平常易发生疾病。胎前疾病包括：一、因母体气血失调或其他各种病变，导致胎儿营养代谢的机能受到障碍；二、因胎儿病变导致孕妇患病。

妊娠病不仅影响孕妇的身体健康，而且妨碍妊娠的继续和胎儿的生长发育，甚则威胁母儿生命，因此必须重视妊娠病的预防和发病后的治疗。常见的妊娠病有：恶阻、妊娠腹痛、胎漏、胎动不安、滑胎、胎死不下、子满、子肿、转胞等。

（二）病因和诊断

引起妊娠病的病因，不外乎外感六淫、内伤七情，以及不内外因的跌仆损伤和饮食房劳等。妇女如无其他症状，而月经过期不至的，临床当考虑其是否受孕，故妊娠的早期诊断尤为重要。如果错误地把妊娠当作闭经，误加攻伐，或将疾病误认为孕，妄投药剂，小则影响健康，大则危及生命。根据古人长期的临床经验，认为妊娠的诊断主要在诊脉。如《素问·阴阳别论》说："阴搏阳别，谓之有子。"《素问·平人气象论》曰："妇人手少阴脉动甚者，妊子也。"《素问·腹中论》曰："何以知怀子之且生也？身有病而无邪脉也。"王叔和说："尺中之脉，按之不绝，法妊娠也。"滑伯仁说："三部脉浮沉正等，无他病而不月者，妊也。"这些凭脉辨证的方法，都是历代医家的经验积累，用于临床，确实可靠。但要诊断妊娠，必须结合四诊分析，不能仅仅拘泥于脉象，避免造成误诊。

（三）治疗

卓老认为，妊娠病最可靠的治疗应从脾胃和肝肾两方面着手。脾胃为水谷之海，气血生化之源，胎儿依靠母体的气血来营养自己。脾胃强健，气血充足，则气以载胎，血以荫胎。肾主生殖，肾为元气之本，胞脉系于肾，肾精结胎，肾气系胎。冲为血海，任主胞胎。肝为肾之子，相互为用，调理肝肾，就能调理冲任，从而起到护胎的作用。尤其对体弱易堕胎的妇女，更应重视调理和滋养肝肾。卓老还指出，安胎不能一概清热养血，而应根据寒、热、虚、实分别论治。用药时，应按照"有病则病当之"的理论，遵循"有故无殒"和"衰其大半而止"的原则。如果是因疾病而影响胎儿的，宜治其病，病愈则胎安。如因胎动不安而导致病变的，宜安其胎，胎安则病自愈。

（四）用药原则及禁忌

卓老认为妇女在妊娠期，由于有胎，用药应十分注意。妊娠禁忌药可分为两类：一类是药性剧烈，影响孕妇和胎儿安全的，必须禁用。其中包括毒药、泻药、大热药和破血药等。另一类是药性比较和缓，但对妊娠有妨害，也需谨慎使用。其中包括辛温香窜药、消导药和利尿药等。可见古人对妊娠用药非常慎重，但是，又不必过分拘泥，若病情需要，亦可斟酌使用。如《素问·六元正纪大论》云："妇人重身，毒之如何？岐伯曰：有故无殒，亦无殒也，大积大聚，其可犯者，衰其大半而止，过则死。"这给后世指出了妊娠期使用禁忌药物的具体原则。由此可知，如孕妇无大病，则上列禁忌药物应当禁用或慎用，但在病情严重，病邪胶结需要使用时，亦可按证下药，就是"有病则病当之"的道理。总之，用药时不应拘泥于"胎前宜凉"的说法，同时又不固于禁药，若病情需要，亦可斟酌使用。只要掌握了"有故无殒"和"衰其大半而止"的原则，做到按证下药，无伤胎气，一般是不会发生问题的。

（五）妊娠期卫生

妇人在受孕后，必须注意卫生，才能在胎产期间防止疾病发生和保护胎儿苗壮成长。古人所称胎教，即含有这种意义。如徐之才《逐月养胎法》载有，"居必静处，男子勿劳"，"毋太饥，毋甚饱"，"毋食辛臊，毋食干燥"，"毋悲哀思虑惊动"，"身欲微劳，无得静处"，"毋处湿冷，毋着炙衣"。这是说妊娠期房事要有节制；要调节饮食，少食厚味，不要过饥过饱，既要注意营养，又要避免妨碍消化；喜怒哀乐要有节制，不要过喜过悲，过忧过怒；要适当劳动，不要过于安闲，不宜攀高负重；要时常沐浴，但不宜过用热汤；要有充足的睡眠，但不宜偏卧一侧等。这些都是妊娠期应该注意的。现代医学的孕期卫生仍未超出这个范围。在临床上，必须指导妊妇善于摄生，才能保障妊妇和胎儿的健康，避免发生疾病。

二、妊娠腹痛

（一）概论

妊娠腹痛也称胞阻，古人认为是胞脉阻滞于胸腹之间及下腹部，其临床表现多样，疼痛部位广泛。妊娠期间，因胞脉阻滞或失养，气血运行不畅而发生的以腹部疼痛为症状的疾病称为妊娠腹痛。

《金匮要略·妇人妊娠病脉证并治》曰："妇人有漏下者，有半产后因续下血都不绝者，有妊娠下血者，假令妊娠腹中痛，为胞阻，胶艾汤主之。"此处所论为胞阻伴有下血。《金匮要略》中还讲述了妊娠期间肝脾不和所致"妇人怀妊，腹中疙痛，当归芍药散主之"，以及脏寒所致"妇人怀妊六七月，脉弦发热，其胎愈胀，腹痛恶寒者，少腹如扇，所以然者，子脏开故也，当以附子汤温其脏"，"子脏开，附子温其脏，下血者胶艾汤，疙痛者当归芍药散主之"。卓老以此为基础，提出了自己的见解，指出引起妊娠腹痛的主要原因有脏寒、气郁、血虚、食滞四种，临床必须详细审察，方能施治无误。此外，此病的病因亦有机体体质较差、脏气不和、寒热不调、胞脉阻滞或血少不行。

《诸病源候论·妇人妊娠病诸候》中根据疼痛的不同部位分别有"妊娠心腹痛候""妊娠腰腹痛候""妊娠小腹痛候"等描述。卓老以此提出从妊娠早期到分娩时均可出现腹痛症。妊娠腹痛的临床表现多样，有上腹、中腹或下腹之分；也存在胀和痛的转变，或胀而痛或痛而胀。痛在上部心腹之间者，其病在胃，乃因饮食不洁、寒温不调、暴饮暴食及刺激性食物等所致，多属食滞作痛。痛在下部腰腹之间者，属胎气不安作痛。痛在少腹之间者，多属胞血受寒，阳虚子脏不能司闭藏之能，故觉寒气习习，为扇也。

（二）因机详述

本病的发病机理，卓老认为应从脏寒、气郁、血虚、食滞四方面入手，表现为胞脉、胞络阻滞或失养，同时气血运行失畅致"不通则痛"或"不荣则痛"，尚未损伤胎元。

1. 脏寒

素体阳虚，孕后复感寒邪，胞脉失于温煦，有碍气血畅行，遂致腹痛。

2. 气郁

素体忧郁，孕后血下聚养胎，肝血偏虚，肝失血养而疏泄失司；或孕后情志内伤，肝失调达，气行不畅。气滞则血行受阻，胞脉不通，遂致小腹疼痛，两胁胀痛，呕吐酸水等。

3. 血虚

素体血虚或脾虚化源不足，妊娠后血聚子宫以养胎，阴血益虚，胞脉失养致小腹疼痛。若血虚气弱，血少乏于畅行，气虚无力帅血，则胞脉滞迟作痛。

4. 食滞

素体脾胃不和、饮食不洁、寒温不调、暴饮暴食及刺激性食物等，导致饮食不化，停积胃脘，阻滞气机，故下腹疼痛。

（三）治则治法

胞阻的辨证主要依据腹痛的性质、部位，结合兼证及舌脉辨其虚实，临床必需详细审查，方能施治无误。治疗应本着"虚则补之，实则泻之"的原则，以调理气血为主，佐以补肾安胎。若病情发展，出现胎动不安或堕胎、小产时，则须按胎动不安或堕胎、小产处理。具体治法也当因人而异，如食滞应消食导滞，风寒应祛风散寒，胎气不安宜调气安胎，气滞应疏肝解郁，如夹虚夹痰，又需随证加减。

（四）证治分型

1. 脏寒证

症状：小腹冷痛如扇状，背微恶寒，喜按喜暖，小便清长，气短少食，懒言，舌淡苔白，脉沉迟。

治法：温寒暖脏，益气固胎。

方药：艾附四神丸（自制方）。

补骨脂6g，五味子4.5g，肉豆蔻（煨，去油）3g，吴茱萸2.1g，炒陈艾叶6g，制附片6g。

临床亦可用附子汤（《伤寒论》）：附子6g（先煎半小时），茯苓9g，党参9g，白术6g，白芍6g。方中附子温经壮阳，党参补益元气，茯苓、白术健脾化湿，芍药和营止痛。诸药合用，共奏温寒暖脏、益气固胎之功。

加减：脏寒者，其内无邪，乃命门火衰所致，若阳虚不达，卫外失固，不慎为风冷所伤，可兼见恶寒、头痛、脉浮。此时外感乃兼证，不是主证，可用紫苏饮（《普济本事方》）以温寒散邪、调气固胎。紫苏梗10g，大腹皮5g，泡参5g，白芍5g，当归3g，生姜2片，炙甘草1g，葱白2.3寸（约7cm）。

2. 气郁证

症状：小腹部或少腹部胀痛，情志抑郁或烦躁易怒，胁胀肠鸣，食少嗳气，呕吐吞酸，不欲饮食，苔薄黄，脉弦滑。

治法：行气解郁，和胃安胎。

方药：柴苓七物汤（自制方）。

柴胡 3g，黄芩 4.5g，法半夏 4.5g，厚朴 4.5g，茯苓 6g，紫苏 3g，香附 4.5g。

方中柴胡、香附疏肝解郁；半夏化痰散结、降逆和胃，厚朴下气除满，二药合用行气宽胸、宣通郁结；茯苓渗湿健脾；紫苏宽中行气安胎；因气郁化热，故佐以黄芩清热。

加减：如胃脘胀痛，呕吐吞酸甚者，加用左金丸。

肝郁气滞兼湿热者，症见头胀眩晕，耳聋或耳鸣，口苦咽干，心烦善怒，少腹作痛有热感，小溲短黄，阴道流浊液，并感疼痛，舌红苔黄，弦滑数。治当清肝泻火渗湿，加减龙胆泻肝汤Ⅱ（自制方）。龙胆草 6g，黄芩 4.5g，山栀子 4.5g，木通 6g，泽泻 3g，车前子 4.5g，当归 3g。方中龙胆草为君，配合黄芩、山栀子泻肝胆实火，木通、车前子、泽泻清热利湿，当归防其火盛伤阴。诸药合用，苦寒直折，泻肝火而清利下焦湿热。

3. 血虚证

症状：小腹隐痛，按之痛减，面色淡或萎黄，头晕目眩，舌淡苔薄白，脉细弱滑。

治法：养血止痛安胎。

方药：胶艾汤（《金匮要略》）。

阿胶 9g（烊化），艾叶 9g，地黄 18g，当归 9g，川芎 6g，白芍 12g，甘草 5g。

方中艾叶温经散寒，暖宫止痛；当归、川芎养血行滞；阿胶、地黄滋阴养血安胎；白芍、甘草缓急止痛。诸药合用，共奏养血、止痛、安胎之效。

加减：若兼阴虚血热，症见小腹隐痛、颧赤唇红、心烦不寐、肌肤不润、手心发热、舌红无苔，多有虚损象，治当养血清热为主，当以生地黄为主药。

4. 食滞证

症状：暖气泛酸，精神倦怠，胃腹作痛，或吐或泻，小便量少，舌淡红苔白腻，脉弦滑。

治法：健脾和胃，消食止痛。

方药：加减平胃散（自制方）。

扁豆壳 15g，白术 6g，苍术 4.5g，广陈皮 3g，煨木香 6g，茯苓 12g，建神曲 6g，甘草 3g。

方中扁豆壳、白术、茯苓健脾燥湿，苍术燥湿运脾，陈皮、木香行气化滞，建神曲消食导滞，炙甘草健脾和中。诸药合用，共成燥湿运脾、行气和胃之功。

加减：阳虚者加北沙参、太子参；腹痛下痢作呕者加南藿香、厚朴、泽泻；下痢中夹赤色黏液者去苍术、扁豆壳，加黄连、黄芩、炒金银花、桔梗；下痢中夹黄色黏液者，去白术，加黄芩、桔梗；下痢中夹白色黏液者，加广陈皮、建菖蒲；胎动不安者，加炒艾叶。

三、恶阻

（一）概论

"恶阻"是指妊娠早期出现的恶心呕吐，头晕倦怠，甚至食入即吐的症状。正如《胎产心法》云："恶阻者，谓有胎气，恶心阻其饮食也。""恶阻"亦称为"子病""病儿""阻病"。若妊娠早期仅有恶心择食、头晕，或晨起偶有呕吐者，为早孕的正常反应，一般3个月后逐渐消失。

《金匮要略·妇人妊娠病脉证并治》曰："妇人得平脉，阴脉小弱，其人渴（《金匮要略心典》解此处"渴"作"呕"），不能食，无寒热，名妊娠，桂枝汤主之。"书中又提出用干姜人参半夏丸治疗妊娠呕吐不止。隋代巢元方《诸病源候论·恶阻候》首次提出"恶阻"病名，并指出"此由妇人元本虚羸，血气不足，肾气又弱，兼当风饮冷太过，心下有痰水夹之，而有娠也"，明确提出本病病因为妇人受孕而素体不足，兼外感风寒、过食生冷。宋代《妇人大全良方》谓，"妊娠呕吐恶食，体倦嗜卧，此胃气虚而恶阻也"。《景岳全书·妇人规》又指出，"凡恶阻多由胃虚气滞，然亦有素本不虚，而忽受胎妊，则冲任上壅，气不下行，故为呕逆等证"。清代《傅青主女科》则认为"肝血太燥"，"肝急则火动而逆也"，"故于平肝补血之中，加以健脾开胃之品……宜用顺肝益气汤"，从肝脾角度分析了恶阻的病因及治疗。卓老在前人的基础上，结合自己的临证经验，将恶阻总因归结为"气字着眼"，即冲脉之气上逆，认为无论痰饮或胎气，都是上逆犯胃，冲气上逆，才发生呕吐。

（二）因机详述

恶阻的发生，卓老认为主要是冲气上逆，胃失和降。具体的病因病机主要有脾胃虚弱、痰饮停聚、肝胃不和及胎气上逆。

1.脾胃虚弱

脾胃素虚，升降失常，孕后阴血下聚养胎，冲气上逆犯胃，胃失和降，故发呕恶不食，甚则食入即吐。

2.痰饮停聚

脾胃虚弱或外湿困脾，脾失健运，水湿内停随胃气上行，则发为呕吐清涎或痰涎，口淡，脘痞腹胀；湿聚成痰，上蒙清窍则发为头晕心烦，胸满不思食。

3.肝胃不和

孕后精血下聚养胎无以摄纳肝阳，或素体肝旺，加之肝为刚脏，肝阳易升，肝之经脉夹胃，肝阳过升则饮食不能下胃，故发恶心呕吐；肝胆互为表里，胆火随肝气上炎，胆热迫液外溢，则发呕吐酸苦水。

4.胎气上逆

妇人妊后，冲任上壅，气不下行，胞宫经络络于胃口，故发为本病。

（三）治则治法

卓老认为孕妇体虚，恐伤他脏，主张"轻者（正常的早孕反应）不服药亦无妨"及"愈治愈重不宜用药"的原则。治疗本病时，首先要特别顾护胃气，平逆调冲，用药宜简化（慎用大剂、重剂，以及过辛、过热、过寒、过利之品）。其次，卓老推崇"随意饮之"的服药方法，主张患者据自身情况而随意饮药，不可强迫服之。此外，在饮食方面，对孕妇所喜爱的食物，在可能的情况下，应随其意而予之，不可勉强。注意饮食调养，不可单独依靠药物。

妊娠恶阻临证要根据患者的口感和呕吐物的性状，结合全身兼夹症状，以及舌脉综合分析，以辨寒热虚实。本证是气病而非血病，恶阻四证九方中无血药，以其多在气分耳。故治疗以加强胃之受纳腐熟、肝之条达疏泄、肾之闭藏收纳为主，使胃肾调谐，肾气安则气不逆（上冲），胃强亦能镇逆也。

（四）证治分型

1. 脾胃虚弱证

症状：妊娠早期，呕恶不能食，甚者食入即吐，脘腹胀满，平素神疲体倦，大便溏泻，舌淡苔白，脉缓滑无力。

治法：健脾和胃，降逆止呕。

方药：香砂六君子汤（《名医方论》）。

党参 15g，茯神 12g，白术 9g，法半夏 9g，陈皮 6g，木香 3g，砂仁 5g，炙甘草 3g。

加减：兼胸脘饱闷，时欲嗳气作呕者，去炙甘草，加南藿香 6g 化湿止呕。

若兼寒，症见妊娠早期食入即呕，吐后即止，中脘作痛，舌淡苔白滑，脉寸滑关濡，宜温中止呕，人参丁香散（《济阴纲目》）主之。党参（原用人参）9g，公丁香 1.2g，南藿香 6g。

腹痛者加蕲艾叶 6g；呕甚者，加干姜 15g，茯苓 6g。

2. 痰饮停聚证

症状：妊娠初期胸闷泛恶，呕吐痰涎或清涎，头晕心烦，心悸气促，舌淡苔白腻，脉弦滑。

治法：燥湿化痰，降逆止呕。

方药：加味二陈汤（自制方）。

陈皮 6g，法半夏 4.5g，茯苓 9g，甘草 1.5g，茅苍术 3g，枳壳 6g，生姜 1 片。

加减：气虚，曾有流产病史者，去枳壳，加续断 9g，党参 12g，蕲艾叶 9g，砂仁 3g。

若痰郁化热，症见口干口苦，心情烦躁，夜寐不安，大便干燥，小便黄赤，舌红苔黄腻，脉滑数。宜清热化痰，芩连半夏竹茹汤（自制方）主之。黄芩 6g，黄连 3g，法半夏 6g，竹茹 9g，龙胆草 3g，旋覆花 4.5g，枳壳 6g。

气滞胸胀，时欲嗳气者，加木香 6g。

若痰热致津亏便秘者，卓老习用蜂蜜熬栓塞肛，此时不宜导泻。

3. 肝胃不和证

症状：妊娠早期，恶心，呕吐酸、苦水，厌油腻，口干口苦，烦渴，头晕头胀，嗳气叹息，胸满胁痛，舌淡红，苔微黄，脉弦滑。

治法：清肝和胃，降逆止呕。

方药：橘皮竹茹汤（《金匮要略》）。

橘皮15g，竹茹10g，大枣5g，党参（原用人参）15g，生姜1片，甘草3g。

加减：若肝火亢盛，上逆犯胃而吐剧者，加枇杷叶、白芍、柿蒂、法半夏增强清肝、柔肝、和胃降逆止呕之功，加乌梅和原方之甘草合用酸甘化阴止呕。

4. 胎气上逆证

症状：妊娠呕吐清水或酸水，饮食减少，头胀眩晕，心胸郁闷，起坐不安，时欲嗳气，苔薄白，脉滑。

治法：和胃降逆，顺气平呕。

方药：六君子汤（《太平惠民和剂局方》）。

党参15g，茯神12g，白术9g，法半夏9g，陈皮6g，炙甘草3g。

加减：偏寒者，症见口中淡腻，胸脘满闷，神疲倦怠，苔白腻，脉濡或缓。宜顺气降逆，加减半夏茯苓汤（自制方）主之：法半夏6g，茯苓9g，广陈皮6g，砂仁1.5g，厚朴花6g，木香4.5g，炒蕲艾叶6g。

偏热者，症见口苦而干，面色红润，心烦嘈杂，恶闻食臭，小便短赤，舌质红，苔黄，脉弦滑而数。宜清热降逆，加味栀豉汤（自制方）主之。山栀仁9g，香豆豉4.5g，枳壳4.5g，竹茹9g，法半夏4.5g，木香6g，黄连1.5g，紫苏叶2.1g。

肾虚者，症见腰酸无力，神疲食少，食后即吐，小便频数量多，舌淡苔薄白，脉寸滑尺弱。宜温肾纳气、降逆和胃，温肾降逆汤（自制方）主之。杜仲12g，续断9g，菟丝子9g，桑寄生15g，炒蕲艾叶9g，广陈皮6g，砂仁3g，法半夏6g。

（五）卓老临证体悟

1. 怀孕后，脏腑机能暂时不灵，水谷之精微不能上蒸为气血，凝聚而为痰饮，窒塞胃口，因此食入即吐，胃病也。

2. 怀孕后，精血下聚养胎无以摄纳肝阳，加之肝为刚脏，肝阳易升，肝之经脉夹胃，肝阳过升则饮食不能下胃，肝病也。

3. 冲任上壅，气不下行（气逆），由于子宫经络络于胃口，故发为本病。

4. 恶阻病久，失治、误治可致孕妇迅速消瘦，甚至发生贫血、黄疸、昏迷等症。

5. 血虽养胎，然本证是气病而非血病，亦非舍血言气。故恶阻四证九方中无血药，以其多在气分耳。治疗应加强胃之受纳腐熟、肝之条达疏泄、肾之闭藏收纳，使胃肾调和，肾气安则气不逆（上冲），胃强亦能镇逆，如胃气强盛，接受任何食物而无呕吐。

6. 治疗恶阻，用药宜简化，由于孕妇体虚，用药应慎重，慎用大剂、重剂、过辛、过热、过寒、过利等药，恐伤他脏。另外，最重要者调胃气也，其次治肾也。

四、胎动不安、堕胎、小产、早产、滑胎

（一）概论

妊娠期中，如有下坠之状，腰酸腹痛，或兼漏红，甚者阴道下血，皆属胎动不安。如不及时防治，极容易发生堕胎与小产。腰酸腹痛、阴道下血是堕胎、小产、早产的前驱症状，即先兆小产。

《医宗金鉴·妇科心法要诀》曰："五、七月已成形象者，名曰小产；三月未成形象者，谓之堕胎……若怀胎三、五、七月，无故而胎自堕，至下次受孕，亦复如是，数数堕胎，则谓之滑胎。"这里对堕胎、小产、滑胎作了清楚的说明，即胚胎自然殒坠时间在十二周内者为堕胎；在十二至二十八周（五至七个月已成形象）者为小产；在二十八周至三十七周者为早产；屡孕屡堕者为滑胎，即习惯性流产。

胎动不安虽与堕胎、小产发生的症状和时间不同，但发病的原因是相同的。胎动不安为堕胎或小产的先兆。因此，在临证时，应及早注意胎动不安的病象。

（二）因机详述

本病病因有六：一者气虚，一者血虚，一者血热，一者肾虚，一者外伤，一者误服毒药。其病机，要而言之有二：一曰母病犯胎；一曰胎病及母。

朱丹溪指出，阳施阴化，胎孕乃成，血气虚损，不足营养，其胎自堕。或劳怒伤情，内火便动，亦能动胎，正如风撼其树，人折其枝也。

张景岳指出，夫胎以阳生阴长，气行血随，营卫调和，则及期而产。若或滋养一有不利，则枝枯而果落，藤萎而花坠。这是气血虚所致胎动不安或堕胎、小产。

吴谦指出，孕妇气血充足，形体壮实，则胎气安固。若冲任二经虚损，则胎不成实，或因房劳伤肾，则胎气不固，易至不安。

另外，房事不慎、劳力闪动跌仆、外伤等皆可致胎动不安。妇人以血养胎，不足与不和皆可发生胎气诸症。水谷精微取汁化血通过冲任二脉下注胞中以养胎，胎中水足则血不燥，胎中血足则气不亢。

胎中水血并重，生产时水应先至，后下血衣（胎盘）。妇人行经时必天癸行水至胞中，而后冲任之血亦至胞中，月事乃下。成胎后，胃中之阳气化水以养胎，胃中阳气不足则胎动不安或堕胎小产。其衰者，症多呕恶胀满或腹泻。其热者，烦热燥渴，大便燥，小便热。其虚者，先天虚者，肾虚胎元不固；后天虚者，母体脾胃衰也。

（三）治则治法

卓老认为，胎漏、胎动不安无论见血与否，必须以保胎为主，除非胚胎已剥离而产生剧烈腹痛及流血。治疗上应辨别寒热虚实，首先考虑一个虚字，且气血并重，以血为重，血虚者多小腹隐痛，气虚者多小腹坠胀或胀痛俱见。卓老告诫后人不能执方治病，否则会贻误患者。面对具体病情时，不仅要注意寒热虚实，采用温清补泻之方药，还要注意以清心寡欲、安定情绪、勿伤肝肾及过于劳动为妙，使其胎元稳固。若下血过多，小腹坠胀特甚，或胎死腹中，已不能再安者，应当迅速促其流产，以免发生意外。如已经堕胎或小产，则按产后处理。

（四）证治分型

1. 气虚证

症状：腰酸腹胀或有下坠感，乏力，神疲体倦，少气懒言，阴道少量出血，舌质淡苔薄白，脉滑无力。

病机：气虚不能摄胎，多见胀坠、疼痛等，易发生流产及小产。

治法：补中益气。

方药：胶艾补中汤（即补中益气汤去归，加胶、艾）。

黄芪15g，党参15g，白术9g，陈皮6g，柴胡3g，升麻3g，焦艾叶6g，阿胶6g（烊化），甘草3g。

加减：大便溏薄，胃纳不佳者，加砂仁6g，扁豆12g。

若因起居不慎引起胎动者，多因平素气虚，症见妊娠三月左右，腰腹胀痛，或有阴道出血，脉滑数。治宜补气固肾安胎，补气安胎饮（自制方）主之。党参12g，白术6g，茯神9g，杜仲9g，续断9g，桑寄生15g，蕲艾叶9g，阿胶6g，乌贼骨15g。水煎，温服。

2. 血虚证

症状：腰腹疼痛，或有阴道流血，面色淡或萎黄，头晕心悸，舌淡红，苔薄或光滑无苔。

病机：血虚不能养胎。血虚者多腹痛，如发现坠胀则胎已欲堕矣。

治法：养血安胎。

方药：胶艾安胎饮（自制方）。

秦当归6g，阿胶9g，蕲艾叶9g，干地黄9g，杭白芍3g，桑寄生15g，甘草3g。水煎，温服。

加减：如阴虚血燥，症见妊娠三四月，有时头晕目眩，心悸烦躁，腰酸腹胀，大便干燥，皮肤不润，舌质红，苔光滑或黄燥，脉细数而滑。治宜养血润燥，阿胶养血汤（自制方）主之。阿胶珠6g，泡参9g，干地黄9g，麦门冬6g，女贞子6g，墨旱莲（炒）6g，桑寄生15g。水煎，温服。

3. 脾虚证

症状：腹痛下血，面目微浮色黄，神倦无力，食少，纳呆，便溏，口淡腻，苔润，脉滑或濡。

病机：孕妇素体较弱，消化不良，每多下利，致脾气衰弱，肾气不固。王节斋曾说，"妊娠先补脾胃，正以养胎全在脾胃（系胎在肾，养胎在脾），非急治也，故多以为补脾安胎之要药也"。张景岳说："胎气有寒而不安者，其证或吞酸、吐酸，或呕恶胀满，或喜热畏凉，或下寒泄泻。"

治法：补脾养胎。

方药：安胎寄生汤（《妇人良方大全》）。

桑寄生 15g，白术 15g，茯苓 3g，甘草 3g。

加减：若脾虚气弱，妊娠四五月，症见腰酸腹痛，有时下血，气短神疲，面色浮黄，大便泄泻，舌淡苔白滑，脉沉滑无力。治宜补气健脾，加味异功散（自制方）主之。党参 15g，白术 12g，茯苓 6g，甘草 3g，广陈皮 6g，蕲艾叶 9g，乌贼骨 24g，续断 9g。水煎，温服。

4. 肾虚证

症状：腰膝酸软，头晕耳鸣，脱发甚，记忆力减退，小便频数或失禁，尺脉微弱或虚大。

病机：由于先天虚弱，胎元攸关尽在于此，胞胎虽系于带脉，而带脉实关于肾，肾气亏损则带脉无力，带脉不系胞脉即有下坠之状。湿寒不化、房事不节、闪跌损伤皆可引起肾虚，使带脉不能约束。

治法：温肾纳气，养血保胎。

方药：补肾安胎饮（自制方）。

党参 12g，白术 6g，杜仲 12g，续断 12g，狗脊 6g，制益智仁 6g，阿胶珠 6g，蕲艾叶 9g，菟丝子 9g，补骨脂 6g。水煎，温服。

注：张锡纯对菟丝子尤为推崇，曰："愚于千百味药中得一最善治流产之药，乃菟丝子是也。"植物之生皆有根，菟丝初生存根，善将所托之物气化以自养也。有研究表明，补肾的中药可通过母胎免疫调节，使封闭抗体明显增加，促使母体对胚胎的免疫保护作用加强，抑制母体对胚胎的免疫损伤，从而起到保胎的作用。故张锡纯所创的寿胎丸以菟丝子为主药，续断、桑寄生、阿胶皆为辅药。

5. 气郁证（虚中夹实）

症状：除有腰酸腹痛或阴道出血外，多兼精神抑郁，胁肋胀痛，嗳气呕恶，烦躁，时有潮热，舌红苔薄白或薄黄，脉弦数。

病机：肝为藏血之脏，刚果用事，气启易动，自能生火（木）。足厥阴之脉循阴股环阴器，前阴诸病本是厥阴所司，故子宫之病未始不与厥阴之脉息息相通。妊娠时间，胎儿需要母体的气血来营养发育。如果精神波动，或怒或郁，怒则血冲，郁则血滞，皆能引起流产、小产、早产。朱丹溪曰："劳怒伤情。"汪石山曰："有妇性急躁，常患堕胎。"精神因素还能引起神经机能状态的改变从而造成流产。陈良甫曰："怒气伤肝，郁结不舒，血脉不安。"

治法：滋水涵木，平肝育肾。

方药：保阴煎（《景岳全书》）。

生地黄 6g，熟地黄 6g，白芍 6g，山药 4.5g，续断 4.5g，黄芩 4.5g，黄柏 4.5g，炙甘草 3g。水煎，温服。

加减逍遥散（自制方）亦主之。加减逍遥散平肝解郁以安胎，用于除胎动不安，或腹痛下血外兼见精神抑郁，心烦易怒，胸胁胀痛，时有潮热，嗳气食少，或呕苦吐酸，苔薄黄，脉弦而滑者。

加减：心烦甚者，加黄芩 6g；出血多者，加乌贼骨 24g，生地黄炭 9g。水煎，温服。

以上为一般胎动不安的常见类型，至于兼寒兼热或跌仆损伤者，当针对病情，辨证施治。发生胎动不安，势将堕胎或小产的情况，有时很不容易辨别。一般有严重的出血，或剧烈的下腹部疼痛而胀，即有堕胎或小产的可能。在临床上应细心观察，正确判断，以达到安胎保胎的目的。假如胎儿已经死亡，则应尽快促使流产，以免影响母体健康或发生危险。

总之，胎动不安无论阴道出血与否，必须以保胎为主，除非胚胎已剥离而产生剧烈腹痛及流血，则需重新处理用药。妊娠者，血为重，血虚者多腹痛，气虚者多坠胀或胀痛俱现。故曰：欲保胎，微劳动，寡嗜欲，戒恼怒，节饮食，忌生冷，勿厚味，讲卫生。

五、转胞

（一）概论

妇人妊娠七八月（一说八九月），气虚不能举胎，胎压脬胞，展在一旁，胞系乖戾，饮食如常，小便不通，甚则少腹胀急，心烦难寐者，称为转胞。

转胞一词首见于《金匮要略》，书中云："妇人病，饮食如故，烦热不得卧，而反倚息者何也？师曰：此名转胞，不得溺也。"陈无择曰："凡妊娠胎满逼胞，多致小便不利者，或心肾气不足，不能使胞冷，清浊相干，为诸淋病；或胞系了戾，小便不通，名曰转胞。"古有丹溪举胎法，令稳婆香油涂手举胎起，则尿自出，暂救其急，药以举胎四物汤，即四物加参、术、陈、柴。

（二）因机详述

转胞多缘于生理关系，膀胱本无病，妊娠中脬被胎压在一边，脬系转戾，导致小便不通，《金匮要略》记载："以胞系了戾，故致此病。"引起胞系了戾的原因，临床常见虚弱、湿热两类情况。

1. 虚弱

（1）肾虚：素有肾气不足，胞系于肾，孕后肾气愈虚，系胞无力，胎压膀胱，溺不得出，或肾虚不能化气行水，故小便难。

（2）气血虚弱：素体虚弱，中气不足，妊娠后胎体渐长，气虚无力举胎，血虚无以养胎，胎重下坠，压迫膀胱，溺不得出。《女科经纶》引朱丹溪曰："有妊娠七八月，小便不通，百医不能利，转急胀，诊之脉细弱，不能上载其胎，故胎重坠下，压住膀胱下口，因此溺不得出。"指出转胞多属虚弱。

2. 湿热

湿热之邪下注膀胱，影响膀胱气化，小便不利，溺不得出。《校注妇人良方》说："夫妊娠小便不通，为小肠有热，传于脬而不同耳。"指出转胞由于湿热。《金匮要略》中则提出用清热通淋的当归贝母苦参丸治疗本病，"妊娠小便难，饮食如常，当归贝母苦参丸主之"。当归补不足，苦参利阴窍，贝母解郁热，共奏益血润燥、清热通淋之功。

此外，历代医家还有"脾肺气虚，不能下输膀胱"，"气热郁结，膀胱津液不利"，"脾土湿热盛而不利"，"饱食用力，或含阴阳"等说法，临证时须当注意。

（三）治则治法

转胞多属虚证，治疗上多以扶气升举为主，气升胎聚脬胀自减。临床需根据转胞的病因进行辨证。虚弱证中，有肾虚和气血虚弱的不同；湿热证亦有热盛与湿盛的分别。虚弱证多见面色苍白，气短神疲，头晕畏冷，便溏脉弱；湿热证多见小腹胀痛，心烦内热，苔黄，脉滑数。各证中又有偏寒偏热、夹郁夹瘀等情况，临床时当察其所因，分别施治。属于气血虚弱的，宜补气益血；属于肾虚的，宜温化肾阳；属于湿热的，宜清热利湿。如有兼证，应随证用药，切忌妄投通利，既无益于病，反损伤正气。其治法与子淋病相互参考。

（四）证治分型

1. 气血虚弱证

症状：妊娠七八月，小便不通，脐腹作胀，甚则喘逆，坐卧不宁，神疲懒言，头晕目眩，舌淡苔薄白，脉滑无力。

治法：益气养血，温脬利尿。

方药：阿胶五苓散（自制方）。

白术 6g，茯苓 9g，猪苓 6g，泽泻 6g，肉桂 1.8g，阿胶 6g。

加减：气短，大便坠胀者，加党参、桔梗。水湿停滞者，去阿胶，加茵陈、大腹皮。

若偏气虚，气虚下陷，症见妊娠小便不通，脐腹胀痛，面色苍白带青，心悸气短，神倦食少，舌淡苔白，脉沉滑无力。治宜补气为主，佐以升提，益气导溺汤（自制方）主之。党参 15g，白术 6g，扁豆 9g，茯苓 9g，桂枝 3g，炙升麻 3g，甜桔梗 4.5g，通草 6g，台乌药 4.5g。水煎，温服。

2. 肾虚证

症状：妊娠小便短数，继则不通，小腹胀满而痛，不得卧，四肢、面目浮肿，身体疲乏，头眩怕冷，腰腿酸软，面色白，舌淡，苔薄白，脉沉滑。

治法：温补肾阳，行水利湿。

方药：减味肾气丸（自制方）。

砂仁拌熟地黄 6g（作丸量为 240g，后药同），山茱萸 6g（120g），泽泻 9g（90g），茯苓 9g（90g），怀山药 9g（120g），肉桂 1.5g（30g），附子 9g（30g）（先煎 1 小时）。水煎，温服；或作丸，上药研细末，炼蜜和丸如梧子大，酒下 5 丸，可加至 25 丸，日再服。

3. 湿热证

症状：妊娠数月，小便短黄，继则闭塞不通，小腹胀痛，坐卧不宁，胸闷，面色微黄，头重眩晕，大便干燥，或溏泻不爽，舌质红，苔白黄而腻，脉滑数。

治法：清热利湿。

方药：分清饮（自制方）。

茯苓 6g，泽泻 6g，木通 6g，猪苓 6g，栀子 6g，枳壳 3g，茵陈 9g。

加减：若偏于湿盛，症见妊娠小便不通，胸中痞闷，头重而痛，舌胖大，苔白腻，脉濡，两尺微滑。治宜燥湿行水，加味五苓散Ⅱ（自制方）主之。赤茯苓 6g，猪苓 6g，泽泻 6g，茅苍术 4.5g，桂枝（黄连水炒）3g，青木香 4.5g，滑石 9g，甘草 3g，车前仁 6g。水煎，温服。

六、子淋

（一）概论

妇人怀孕数月后，小便频数，点滴而下，解时尿道疼痛，名曰"子淋"。《医宗金鉴》曰："孕妇小便频数窘涩，点滴疼痛，名曰子淋。"《胎产指南》曰："孕妇小便涩，或成淋沥，名曰子淋。"《诸病源候论》说："淋者，肾虚膀胱热也。肾虚不能制水，则小便数也；膀胱热则水行涩，涩而且数，淋沥不宣。妊娠之人，胞系于肾，肾患虚热成淋，故谓子淋也。"

（二）因机详述

《扁鹊仓公列传》云："风瘅客脬。"脬，膀胱也，亦称尿胞，与肾相表里，州都之官，津液藏焉，气化则能出矣。故卓老认为本病乃膀胱气化功能失常，尿道滞塞，通而不畅所致，其与妊娠后半期小便频数不同。究其病因，本病主要有虚热、郁热与气虚。

1. 虚热

素体阴虚，孕后精血下聚养胎，阴不上承，阴津益亏，虚火内生，下移膀胱，灼伤津液，则小便淋沥涩痛。陈自明曰："妊娠小便淋者，乃肾与膀胱虚热不能制水。"《叶天士女科》云："妊娠因酒色过度，内伤胞门，热积膀胱，小便淋涩，心烦闷乱，名曰子淋。"《诸病源候论·诸淋候》曰："肾虚则小便数，膀胱热则水下涩，涩而且数，则淋沥不宣。"妊娠胞系于肾，肾虚亦不能化气。汪昂采《普济本事方》中的安荣散云："子淋膀胱小肠虚热也。虚则不能制水，热则不能通利，故淋。心与小肠相表里故烦闷。"

2. 郁热

《校注妇人良方》中薛立斋注："若肝经湿热，用龙胆泻肝汤。"在临床上，亦有因心经有热，移于小肠，传入膀胱的，也属于郁热的范围。

3. 气虚

有因气虚不能通调水道，而致小便淋沥者。胞系于肾，肾与膀胱相表里，膀胱者州都之官，为三焦水液所归的地方，如州都聚水，肾气虚则不能温化膀胱；肺气虚则失于治节，通调水道失职，故肺气虚者宜扶气以滋化源；心气虚不通于肾，膀胱小肠受其制，同样发生小便频数欲解不能约制，解后疼痛，尿量不减，腰部微胀。

（三）治则治法

子淋的特点系热、燥、壅、塞，有言淋家应以清润通行，故本证的治疗原则以清润通利为主，具体治法为滋水、泻火、通淋。因气得补而愈胀，血得补而愈涩，故纵兼虚象，亦不宜补虚为主，而当佐以通利的药物，补中有泻。导致子淋的原因虽有虚实，但大多有热象。大凡属于郁热的，多见面红气盛，口苦而干，脉数有力；属于虚热的，则精神较差，头目眩晕，口干不喜饮，脉象虚数。临证时应详细审察，辨明虚实，才能作出正确的诊断。

（四）证治分型

1. 虚热证

症状：怀孕数月，小便频数涩少，或时觉尿道作痛，尿黄，体瘦面红，头目眩晕，有时两颧发红，或午后潮热，咽燥口渴，心烦，夜寐不安，舌质红，苔黄燥或光剥无苔，脉虚数。

治法：宜泻火养阴。

方药：知柏地黄饮（自制方）。

黄柏、黄芩、知母、生地黄、玄参、甘草梢、山栀仁。

加减：如平素血虚体燥，血液不足，加之孕时因胎需血养，更感虚燥，血虚生热，热郁而津液涩少，仲景有当归苦参丸养血以开阴窍、滋血以濡脏气；临床亦可用养血止淋汤：生地黄、阿胶、山栀仁、、甘草梢、黄连、益智仁。

2. 郁热证

症状：妊娠小便黄赤，艰涩不利，解时疼痛，频数而短，面色微红，口苦而干，烦躁不安，大便燥结，带下黄色，舌红，苔厚黄而燥，脉滑数有力。

治法：清热通淋。

方药：加减五淋散（自制方）。

赤茯苓、赤芍、黄芩、甘草梢。

加减：若心移热于小肠，症见口舌糜烂，口苦而干，舌红苔黄者，方用导赤散，即生地黄、木通、甘草梢、淡竹叶，加支连（即黄连）、黄柏、金银花、通草或石膏。

若见头晕耳鸣，心烦尿热，此乃心肾火结所致，宜清热止淋汤主之。方药为黄连、黄柏、龙胆草、焦山栀、甘草梢、车前草，水煎服。

如属心经郁热，症见妊娠期面赤心烦，口干舌燥，渴欲冷饮，睡眠不静，小便频数，溲前尿道作痛，舌红苔黄，脉数有力，连翘清心饮（自制方）主之。连翘心、莲子心、竹叶心、灯心草、焦栀子、黄连、金银花。若出现小便短赤，或有尿血，频数便结，舌尖红，苔黄，脉滑数者，可加赤芍、琥珀、甘草梢，入心、肝、小肠经，以清热解毒利尿，并治尿血。

3. 气虚证

症状：妊娠数月，小便频数而痛，痛于尿后较甚，尿量不减，色白，尿胀欲解不能自制，舌淡苔常，脉濡而虚。

治法：扶气通淋。

方药：加减安荣汤（自制方）。

人参、当归、白术、茯苓、甘草、灯心草。

淋本急症，缓以济急，标本同治。

加减：肺气虚者可加桔梗，心气虚者可加远志，肾气虚者可加制益智仁，胎气下陷者可加升麻。若症见妊娠数月，小便频数而痛，尿量不减，色白，有时呈淡黄色，欲解不能，腰部作胀，舌淡苔正常，脉缓无力者，当以益气止淋汤（自制方）加减。益气止淋汤：泡参、杜仲、续断、制益智仁、茯苓、甘草梢、炒前仁、升麻。

七、子肿（妊娠水肿）

（一）概论

妇女妊娠五六月（一说自三四月）出现面浮、肢肿、腹胀、喘促等症，称为子肿。古籍中的胎水、子气、子满、脆脚、皱脚、琉璃胎等名称，都是指子肿病。

叶桂曰："妊娠五六月间，腹大异常，胸膈胀满，小水不通，遍身浮肿，名曰子满，此胞中蓄水也。"陈无择曰："凡妇人宿有风寒冷湿，妊娠喜脚肿，俗呼为皱脚。"《女科经纶》引陈良甫说："妇人胎孕至五六个月，腹大异常，胸腹胀满，手足面目浮肿，气逆不安，此由胞中蓄水，名曰胎水。不早治，生子手足软短，有疾，或胎死腹中。"《医宗金鉴》说："头面遍身浮肿，小水短少者，属水气为病，故名曰子肿；自膝至足肿，小水长者，属湿气为病，故名曰子气；遍身俱肿，腹胀而喘，在六七月时者，名曰子满；但两脚肿而肤厚者，属湿，名曰皱脚；皮薄者属水，名曰脆脚。"其实这些症状，都是水肿的表象，只是肿的部位和程度不同，所以通称"子肿"。

（二）因机详述

子肿之原因，是由于妊娠机体衰弱，运化、蒸发、吸收、排泄功能失调所致，涉及心、脾、肺、肾等脏。其主要病因为脾虚、湿滞、气滞、肾虚。

1. 脾虚

脾主肌肉，恶湿而喜燥，湿渍气弱则肌肉重，水气流溢，故全身肿满；脾不能散精于肺，肺通调水道失职，水精不得四布，水气壅塞而为水肿。如昝殷《经效产宝》说："妊娠肿满，脏气本虚，土不克水。"《圣济总录》说："妊娠脾胃气虚，经血壅塞闭，则水饮不化。"

2. 湿滞

张仲景说："妊娠有水气，身重，小便不利，洒淅恶寒，起即头眩，葵子茯苓散主之。"《女科经纶》引陈良甫说："胎气壅塞成湿，致身体胁腹浮肿，喘急气促，小便涩，法当疏壅气，行水湿。"

3. 气滞

素多忧郁，气机不畅，孕后胎体渐长，有碍气机升降，两因相感，气滞湿停，浊阴下滞，溢于肌肤，遂发子肿。

4. 肾虚

肾气素虚，孕后精血下聚养胎，有碍肾阳敷布，不能化气行水，且肾者胃之关也，关门不利，水聚不行，泛溢而为水肿。

临床上亦常有因命门火衰，不能上温脾土，下运膀胱，以致水道不利而引起本病。说明引起本病的根本原因是脾虚水气泛滥，治疗时宜以健脾利湿为主，佐以顺气安胎；如命门火衰，宜配以温肾之品。总而言之，审证投方，自能收效。

（三）治则治法

妊娠水肿，既然有脾虚、湿滞、气滞、肾虚等病因，自然有其各自的临证表现。故临证中须辨明证型，熟识症状，分别施治。

（四）证治分型

1. 脾虚证

症状：妊娠面浮，肢体肿重，面色萎黄，神疲无力，肢冷口淡，少食便溏，苔薄红而润，脉滑无力。

治法：健脾利水。

方药：全生白术散（《胎产秘书》）。

蜜炙白术 12g，茯苓皮 12g，生姜皮 6g，大腹皮 6g，陈皮 6g。

加减：兼见脾虚气弱，症见妊娠数月，消化不良，食少腹胀，大便不实，下肢肿胀，气短神倦，面色萎黄，舌淡，苔白滑，脉濡而虚者。治宜补气升阳，加减参苓白术散 II（自制方）主之。党参 9g，扁豆 12g，焦白术 9g，茯苓 9g，茅苍术 4.5g，砂仁 3g，炙升麻 3g，广陈皮 6g。

2. 肾虚证

症状：妊娠数月，面浮肢肿，面色晦暗，心悸气短，下肢畏寒，腰胀腹满，舌淡苔薄白而润，脉迟。

治法：温肾行水。

方药：桂附苓术饮（自制方）。

厚附片 9g，肉桂 3g，茯苓 12g，茅苍术 6g，炒远志 6g，生姜皮 6g，制台乌药 4.5g。水煎服。

3. 湿滞证

症状：妊娠肢体浮肿，面色白润，怕冷，头胀眩重，心悸胸满，腰酸腿软，小便不利，苔白腻，脉象沉滑。

治法：利湿行水。

方药：加减五皮饮（自制方）。

茯苓皮 9g，大腹皮 6g，五加皮 6g，桑枝 15g，防己 6g，苍术 4.5g，建菖蒲 1.5g，茵陈 6g。

加减：胎水肿满者，症见怀孕五六月，腹胀大异常，胎间有水气，小便赤涩，手足面目浮肿，舌淡苔薄而滑，脉虚。宜理脾和血，《千金》鲤鱼汤主之：鲤鱼 1 条，茯苓 12g，白术 15g，当归 9g，白芍 9g，姜皮、橘皮少许。鲤鱼入肾，又是活动物，用鱼以消水，苓、术、姜、橘直达胞中去水，归、芍养胎。如孕妇阳虚体弱，症见气短肢冷者，加桂枝尖 4.5g，厚附片 9g。煎服法：上药为细末，先将小鲤鱼用白开水煮沸取汁，每次汁二盏，入药末 15g，生姜 7 片，橘皮少许，煎至七分，空心服。

兼胃寒者，症见肢体肿胀，大便溏泄，小便不利，胸闷不欲食，时呕清水，口淡无味，苔白腻，脉沉。宜温胃燥湿利水，加减胃苓汤主之。苍术 6g，砂仁 3g，猪苓 6g，泽泻 6g，桑枝 15g。

兼脾虚者，症见肢体面目浮肿，胸闷不食，腰酸腿软，小便时少，苔白而润，脉寸滑濡。宜实脾燥湿，化气行水，加减五苓散（苦温甘淡为主，佐以辛热）主之：桂枝 6g，白术 6g，苍术 6g，砂壳 4.5g，茯苓皮 12g，泽泻 6g，扁豆壳 24g，猪苓 6g。

4. 气滞证

症状：妊娠三月之后，脚先浮肿，渐至腰膝，步行艰难，甚至脚趾间渗出黄水，胸胁作胀，晨轻夜重，食少苔腻，脉沉弦。

治法：有形之水病，无形之气病，水与气亦不能分开，水不化气，气不行水，水聚为饮，饮聚为痰，故宜理气行水。

方药：理气渗湿汤（自制方）。

生香附 9g，木香 6g，砂壳 4.5g，厚朴花 6g，茅苍术须 6g，五加皮 9g，茯苓皮 9g，桑枝 15g。

加减：腹胀，自觉矢气后稍舒者，加老萝卜头 9g，青皮 4.5g，陈皮 4.5g，水煎服。

八、子痫

（一）概论

妊娠六七月，或正值分娩，或产褥期间，先有头晕眼花，视力模糊，胸闷不舒或心悸烦躁等症，突然颈项强直，筋脉挛急，目睛直视，牙关紧闭，抽搐不省人事；甚则全身痉挛，角弓反张，类似癫痫，少时自醒，醒后又如常人者，称为"子痫"，又名"子惊"。病情严重的，持续时间较长，反复发作，甚至经常恍惚，搐搦持续不断。这是妊娠期较严重的疾病，如不及时治疗，往往可引起孕妇死亡。痫与厥之不同：猝倒不语病为厥；发作无时，时发时止，昏冒而兼痉挛病为痫，又名"子冒"。《诸病源候论》说"妊娠而发者，闷冒不识人，须臾醒，醒复发，亦是风伤太阳之经，作痉也，亦名子痫，亦名子冒也。"《医宗金鉴》说："孕妇忽然颠仆抽搐，不省人事，须臾自醒，少顷复如好人，谓之子痫。"表明古人是根据症状命名本病的。

（二）因机详述

本病的发生与妊娠特殊的生理变化有关，《沈氏女科辑要笺正》曰："妊妇卒倒不语，或口眼歪斜，或手足瘛疭，或因痰滞经络，或因阴亏不吸，肝阳内风暴动。"综合诸家学说，参以临床经验，子痫的病因可以归纳为肝热生风、风寒外袭、阴亏血虚、阳虚水泛等证型。

1. 肝热生风

妊妇体虚，肝中阴血不足，加之胎元需养，精血凝聚于下元无暇旁及，致全身阴分不足，使阴虚失纳，孤阳上逆，阴亏不吸肝阳，内风暴动，气血菀积于颠顶而为暴厥。

2. 风寒外袭

《诸病源候论》说："体虚受风，而伤太阳之经，停滞经络，复遇寒湿相搏。"《校注妇人良方》说："妊娠体虚受风，而伤足太阳经，遇风寒相搏，则口噤背强，甚则腰背反张，名之曰痉。"这两种论述，皆认为本病因体虚，风寒外袭所致。

3. 阴方血虚

《产科心法》说："孕妇血虚，风邪入肝。"孕后血聚养胎，阴血愈不足，血虚脑失所养，风邪入肝所致本病。

4. 阳虚水泛

素体阳虚，阳虚不能制水，水凌于心，心窍蒙蔽，发为子痫。此外，还应注意痰的作用，《胎产心法》云："孕妇忽然僵仆，痰涎壅塞，不省人事，乃是血虚而阴火上炎，鼓动其痰。"

（三）治则治法

子痫一证，从临床症状来看，可以分为轻重两类。轻证仅觉头痛眩晕，全身疲劳，有时足踝及小腿部有轻度浮肿；重证则剧烈头痛，恶心呕吐，甚则抽搐，渐至牙关紧闭，神志昏迷，痰涎壅盛，身体强直，角弓反张。至于因风因热，或气虚血虚者，临证当结合舌脉等综合分析。

升降不平，升则头昏冒而不识人，降则神清而症消。阴不涵阳，孤阳上逆，冲激震荡扰乱神明，以致知觉运乱，顿失常度。若产后得此，阴虚于下，阳浮于上，阳之所以升浮，无根也，无阴以潜之，阴聚于下养胎也，有时不得上承，遂令阳为之越。总的来说，阴阳失调，偶尔乖戾，非真阴大虚可比，则阳气暴越能升亦能降（子痫为病，自动亦能自安，与其他癫痫发作有时互为终身痼疾者不同）。故子痫的治法，《医学心悟》说："大抵此证，胎气未动，以养血定风为主；

胎气既下，则宜大补气血为主。"这是治疗本证的要领。但在临床，又须结合病情，分辨寒热虚实，立法遣方。一般以平肝、养血、祛风、化痰为主，肝热盛而生风者，则平肝息风；风寒外袭者，则宜祛风散寒；血虚气弱者，着重养血益气；阳虚水泛者，又当温阳化湿。若在产后发生本证，则应以大补气血为主，佐以平肝息风。现就常见的风寒、肝热、阴亏、阳虚四种类型的症状及治法分论如下。

（四）证治分型

1.肝热生风证

症状：妊娠数月，平日头晕眼花，面赤，时有发热，性情烦躁，病时突然昏倒，神志不清，四肢抽搐，舌红，苔黄褐，脉弦数。

治法：清热养血，平肝息风。

方药：龙胆羚羊角汤（自制方）加减。

龙胆草 9g，黄芩 6g，干地黄 9g，羚羊角 3g（磨汁冲服），茯神 9g，丹参 3g，车前仁 6g。

加减：痰涎壅盛，加竹沥 30 滴，亦可加竹黄 6g。

内热甚，兼有口苦溺赤，烦躁或有谵语者，宜泄热清心，加味黄连解毒汤（自制方）主之。黄连 3g，黄柏 6g，栀子 9g，黄芩 6g，犀角 3g（磨汁冲服）；若抽搐甚者，加石决明 15g，草决明 15g。

2.风寒外袭证

症状：妊娠数月，肢体常痛，有时面浮肢肿，憎恶风寒，头痛胸闷，忽然呕恶，昏闷不识人，舌淡，苔白润，脉浮滑而紧。

治法：疏解风寒。

方药：葛根汤（《伤寒论》）。

桂枝 6g，葛根 6g，麻黄 3g，白芍 6g，甘草 3g，生姜 1 片。

加减：风寒夹痰者，症状同上，惟发病时喉间痰鸣。宜祛风化痰，祛风导痰汤（自制方）主之。法半夏 9g，陈皮 6g，胆南星 6g，钩藤 9g，茯苓 9g，桂枝 6g，葛根 6g，甘草 3g，荆竹沥 20 滴。

3.阴亏血虚证

症状：妊娠数月，平时头晕目眩，心悸气短，面色萎黄，或有浮肿，病时头痛甚剧，颠仆不省人事，舌淡无苔，脉虚细而弦。

治法：养血息风。

方药：钩藤汤（《圣济总录》）。

钩藤 9g，当归首 6g，茯神 12g，泡参 12g，桔梗 6g，桑寄生 30g。

加减：如已见抽搐者，加阿胶珠 9g，牡蛎 12g；血虚而液少者，去当归，加生白芍 9g，地黄 9g。

4. 阳虚水泛证

症状：怀孕数月，面浮肢肿，气促尿短，心累神倦，发病时骤然昏昧，不知人事，牙关紧闭，有时抽搐，舌淡或微有紫色，苔白，脉滑重按无力。

治法：温化行水。

方药：加味五苓散（自制方）。

白术 9g，茯苓皮 9g，猪苓 6g，泽泻 4.5g，肉桂 3g，生姜皮 3g，五加皮 6g，炒远志 4.5g。

产后病篇

一、产后病总论

产后是整个妊娠阶段的结束，由于产妇分娩时带来的产创和出血，以及临产时用力等，损耗了不少元气，产后需注意养息，恢复健康。俗有产后"百节空虚"的说法，如果稍有不慎，就易引起疾病。

古人有"弥月为期""百日为度"之说，俗称"小满月"与"大满月"，即产后一月（弥月）为小满月，产后三月（百日）为大满月。在这段时间，古人主张居室宜避风寒，衣着需温凉适宜，以防外感；饮食宜清淡，勿食生冷坚硬及肥腻煎炒的食物，以免伤食；不能力役劳动，不宜交合；要和心志，绝思虑，悲恐忧郁、大喜大怒皆不可犯，七情伤人甚于六淫。所以，妇女产后疾病多由于不注意调摄所致。

发生产后疾病的原因，据古代文献记载，结合临床经验，可以归纳为以下三种：一是亡血伤津，二是瘀血内阻，三是外感六淫或饮食房劳所伤。因此，古人诊断产后疾病有"三审"之法。一审小腹痛与不痛，以辨有无恶露停滞；二审大便通与不通，以验津液的盛衰；三审乳汁行与不行和饮食的多少，以察胃气的强弱。通过三审，结合舌脉诊断，对产后疾病的预后就可以正确判断，治疗便能收到预期的效果。

古人对产后疾病有三急、三冲、三病的说法。三急、三冲是产后危证。《胎产心法》载，"产后危证，莫如败血三冲，其人或歌舞谈笑，或怒骂坐卧……此为败血冲心……若其人饱闷呕恶，腹满胀痛者，为之冲胃……喘满面赤几死者，为之冲肺。大抵冲心者十难救一，冲肺者十全一二，冲胃者五死五生"。这是古人对严重瘀血证预后的见解，可以作为现在诊治产后瘀血证的参考。《女科经纶》引张飞畴说："三急者，新产之呕吐、泄泻、多汗也。"这是说产后发生呕吐、腹泻的肠胃病，同时又出现虚弱盗汗现象是非常危险的。因为产后津血亏损，若再出现大量的脱液，必然预后不良。至于产后三病，是临床常见的，《金匮要略》说："新产妇人有三病，一者病痉，二者病郁冒，三者大便难。"三病虽临床表现不同，但都由亡血伤津所致，所以产后三病较为多见。

产后疾病可以分为胞衣不下、产后血晕、恶露不下、恶露不绝、产后血崩、产后发热、产后发痉、乳汁缺乏、乳汁自出和乳结等证，本文仅列举中医效佳的五证。

产后疾病的治疗，古人有的主张补虚，有的主张逐瘀。张子和有"产后慎不可作诸虚不足治之"的说法，朱丹溪又认为"产后无得令虚，当大补气血为先，虽有杂证，以未治之"。两家意见，一主逐瘀，一主补虚，各有理由，但均不够全面。因为产后疾病有虚有实，应根据病情辨证施治。《医宗金鉴》说："胎前无不足，产后无有余，此言其常也。然胎前虽多有余之证，亦当详察其亦有不足之时，产后虽多不足之病，亦当详审其每夹有余之证也。"这种见解是比较正确的。

二、产后发热

（一）概论

产褥期内，产妇出现高热寒战或发热持续不退，并伴有其他症状者，称为

"产后发热"。发热是一种既普通而又重要的证候，其原因很多，证候复杂，六淫、七情皆可导致机体阴阳失衡，使体温调节中枢发生障碍而出现体温增高发热。产后尤应注意由于大多数人有血虚，或气血两虚，外邪容易侵犯。《景岳全书·妇人规》曰："产后发热，有风寒外感而热者；有邪火内盛而热者；有水亏阴虚而热者；有因产劳倦，虚烦而热者；有去血过多，头晕闷乱烦热者。诸证不同，治当辨查。"吴谦把产后发热分为外感、伤食、瘀血、血虚、劳力、蒸乳六种。这些均为比较具体的原因和证候。结合张景岳的论述及临床常见证型，卓老归纳为外感、血热、血虚、血瘀四种证型来辨证论治。其他疾病引起的发热，因不属于本节范畴，故不做论述。

（二）因机详述

1. 外感
产后百脉空虚，腠理不密，卫阳不固，以致风寒之邪袭表犯肺，营卫不和，因而发热。

2. 血热
产后气血耗伤，血室正开，产时接生不慎，或护理不洁，或不禁房事，致使邪毒乘虚而入，稽留于冲任、胞脉，正邪交争，因而发热。

3. 血虚
产时产后失血过多，阴血暴虚，阳无所附，以致虚阳浮越于外而发热。

4. 血瘀
产后情志不遂，或为寒邪所客，瘀阻冲任，恶露不下，败血停滞，阻碍气机，营卫不通，而致发热。

（三）治则治法

发热是一种既普通而又重要的证候，发热原因不同，症状表现各有差别，临床上应审查详明，随证施治。治疗产后发热，应根据产后多虚多瘀的特点，在不伤气血的前提下，辨证施治。特别对外感发热，尤宜注意，因为新产气血骤虚，卫外之阳不固，容易感受外邪。此时若认为产后概属诸虚不足，投以温补或滋填之品，则邪闭于内，无从外出，必将发生他证，无异于关门留寇；若不顾及卫气先虚，过于疏解，以重虚其表，又无异于开门揖盗。因此，必须审证求因，辨证论治。产后发热由外感引起的，宜疏解表邪；由血热引起的，宜清热养阴；由血虚引起的，宜补阴滋血；由血瘀引起的，宜活血行瘀；若产后感染，宜清热解毒；若有兼症，仍应随症施治。

（四）证治分型

1. 外感证

症状：产后发热，恶寒重，头痛身痛，口干微咳，小便黄，苔薄白，脉浮数。

病机：产后百脉空虚，腠理不密，卫阳不固，以致风寒之邪袭表犯肺，营卫不和，因而发热。上述证候，恶寒重，又无腹痛，此病在上焦，故勿犯下焦。

治法：辛凉解表。

方药：银翘散（《温病条辨》）。

金银花 15g，连翘 9g，竹叶 9g，荆芥 9g，牛蒡子 12g，豆豉 10g，薄荷 6g，桔梗 6g，芦根 12g，甘草 3g。

加减：若头痛身痛，恶寒发热，腰背酸楚，口干不渴，可用荆防双解散（自制方）加减。荆芥 9g，防风 4.5g，桑枝 15g，豆豉 10g，黄芩 9g。

若见头痛发冷，心烦，无汗，不忌食，苔白薄，舌淡，脉浮而数，用加味栀豉汤（自制方）加减。荆芥 9g，桔梗 6g，豆豉 10g，焦栀子 10g，枳壳 4.5g。方中荆芥炒黑取性，保其能祛血分中之外邪的功效。

若患者出汗多，则性凉之薄荷、豆豉可减去。

2. 血热证

症状：因饮食起居或体质本燥，火盛于内，多见潮热或内热，烦渴饮冷或头痛多汗，便干，尿赤及血热妄行诸证，无表证，舌红苔黄，脉数。

病机：产后气血耗伤，血室正开，产时接生不慎，或护理不洁，或不禁房事，致使热毒乘虚而入，稽留于冲任、胞脉，正邪交争，因而发热。

治法：清热凉血，佐以生津。

方药：两地汤（《傅青主女科》）加减。

生地黄 18g，地骨皮 9g，元参 9g，丹皮 6g，白芍 12g，淡竹叶 9g，花粉 9g，芦根 12g。

加减：如高热不解，口干心烦，面赤肤热，恶露呈脓样有铁臭味，便秘尿黄，脉洪数。治用加减青蒿鳖甲汤加减（自制方）：青蒿 9g，鳖甲 9g，生地黄 9g，丹皮 9g，麦门冬 12g，茯神 15g 等。

若产妇发热数日，口干唇燥，舌红，苔黄乏液，面赤心烦，脉大而数或洪大数，为血大热证。治用四物汤（《医宗金鉴》）加减：当归 6g，川芎 4.5g，生地黄 12g，黄连 6g，黄芩 9g，黄柏 12g，芍药 12g。热过甚者可加芦根 12g，心烦甚者可加莲子心 6g，恶露骤然停滞者加桃仁 6g，通草 6g。这种情况应注意热入血室证（可致谵妄不宁）。

3. 血虚证

症状：产时下血过多，产后身有微热或潮热时作，头晕眼花，面色苍白，心悸少寐，恶露色淡质稀，小腹绵绵作痛，舌淡苔薄，脉细弱。

病机：产后亡血伤津，阴血骤虚，阳无所依，虚阳越浮于外，则见微热或潮热；血虚不能上荣清窍，则头晕眼花；血虚心神失养，则心悸少寐；气血虚弱，则恶露色淡而质稀；血虚不荣，则小腹绵绵作痛；舌淡红，脉细弱，为血虚之证。

治法：养血滋阴益气。

方药：人参当归汤（《太平惠民和剂局方》）。

人参 9g（或党参 30g），当归 6g，生地黄 12g，白芍 12g，麦门冬 9g，地骨皮 9g，制首乌 12g，炙甘草 3g。

加减：若产后发热数日，午后尤甚，肤热颧红，手心发热，心烦不安，舌质红，苔薄黄而干，脉细数，应加青蒿 9g，鳖甲 9g，丹皮 9g。

若产前身体素弱，产后潮热加剧，面热颧赤，手足心热，口唇干燥，舌红苔黄，脉虚数，宜加百部 9g，枇杷叶 15g，浙贝母 9g。

若患者不思饮食，舌上无苔，舌质淡红，加生谷芽 15g，知母 9g。

血虚失荣，阴虚内燥，久则肝肾亏虚，可见自汗盗汗，若有喘咳，很容易发展为虚劳。血虚木火刑金，金虚不能生水，相互影响，治以六味地黄汤。中气虚者可用四君子汤加麦门冬 9g，五味子 3g。

4. 血瘀证

症状：产后数日，时有烦热，恶露不下，或下亦甚少，色紫黯有块，并有浊带样分泌物，少腹疼痛拒按，舌紫黯，或有瘀点瘀斑，脉弦有力。

病机：产后瘀血内阻，营卫不通，阴阳失和，则时有烦热；瘀血内停，阻滞胞脉，则恶露不下，或下也甚少，色紫黯有块；胞脉瘀阻不通，则腹痛拒按，舌紫黯，或有瘀点瘀斑，脉弦涩。

治法：活血祛瘀，和营除热。

方药：桃红消瘀汤（自制方）。

丹参 12g，土牛膝 6g，归尾 6g，桃仁 3g，红花 3g，乳香 6g，鱼腥草 9g。

加减：若患者产后伴腹痛，兼血寒者，可加用炮姜 3g，艾叶 9g 以温经散寒、收缩子宫、止痛止血；丹皮 9g，益母草 9g，茜草 4.5g 以加强化瘀清热之功。

三、产后血崩

（一）概论

妇女分娩以后，阴道忽然大量出血，势如涌泉，称为产后血崩。血崩是产后最危急的疾病之一，因为产后气血本已亏损，若再大量下血，则虚者更虚，将致暴脱。临证时，必须妥善处理，以免发生虚脱，否则危及生命。

（二）因机详述

产后血崩的原因，《女科经纶》引陈良甫说："产后伤耗经脉，未得平复，劳役损动，致血暴崩。"郭稽中在《产育保庆集》里说："产后血崩者何？曰：因产后所下过多，气血暴崩，未得平复，或因劳役，或因惊怒，致血暴崩。"指出妇女生产之后，生理上还未恢复原状，如果参加不适当的劳动，或者精神受了刺激，都可造成产后血崩，这是属于虚证。还有一种是内有瘀血的实证，往往也能引起血崩。如阎纯玺在《胎产心法》中说："或因恶露未尽，固涩太速，以致停留，一旦经血大来……如血多色紫有块，乃当取败血积滞，其少腹必胀满，按之而痛。"这说明恶露未尽，固涩太早，瘀血积滞，一旦暴下，也会造成血崩。临床上常见的病因还有因产前过食辛热，或产后恣饮酒浆，以致血热而崩，这又属于热证的范畴。综上所述，导致产后血崩的原因不外气血骤虚、劳伤冲任、暴怒伤肝、内有瘀滞及过食辛热四种。

（三）治则治法

产后血崩的辨证，与崩漏相同，首先应审明血气的虚实、血色的红紫。一般以下血多而色紫有块，小腹胀痛为实；下血虽多，色红无块，腹不胀痛为虚；下血鲜红，量多为热。再结合脉证，选择适当的方剂治疗。其治疗原则，应着重止血，特别是暴崩欲脱的时候，尤须注意。止血的方法不宜专事固涩，而应针对病情的虚实寒热及气郁等，采用补虚、行瘀、清热、舒郁等法，根据"治病必求其本"的精神，随证施治。气虚者，以补气为主；血瘀者，以祛瘀活血为主；气郁者，以调气舒郁为主；血热者，宜清热；劳伤者，应固冲。结合崩漏证的各种方剂，随证选用。

（四）证治分型

1. 气虚证

症状：产后出血过多，或骤然大下，色红，腹无胀痛，头晕目眩，神昏气短，自汗，手足不温，面色㿠白，脉沉细。

治法：急宜补气固脱。

方药：独参汤（《景岳全书》）。

潞党参60g（如用人参或西洋参、高丽参疗效尤佳，用量减少至15g）。

加减：若见四肢厥逆，汗出肤冷，脉虚浮而数，口鼻气冷，急宜回阳救逆，扶阳救脱汤（自制方）主之。高丽参9g，附子15g（先煎），黄芪15g，浮小麦24g，乌贼骨15g，炮姜6g，炙甘草3g。

兼血虚者，产后数日，忽然大量出血，色红，间有乌红色小块，腹无痛感，面色萎黄，舌质淡嫩，脉浮虚无力，宜气血双补，加减十全大补汤（自制方）主之。党参30g，白术9g，白茯苓12g，黄芪18g，当归6g，熟地黄9g，炙甘草3g，龙骨15g。

2. 血瘀证

症状：产后数日，忽然恶露增多，并有血块，面色黯滞，胸腹胀满，少腹疼痛拒按，压之似有硬块，大便秘结，小便微难，舌色黯苔润，脉象沉弦。

治法：行血祛瘀。

方药：加味失笑散（自制方）。

益母草 18g，党参 30g，五灵脂 6g，蒲黄（生用一半，干炒一半）6g。

加减：兼气滞者，症同上，唯腹痛稍缓而胀加剧，宜理气行滞、活血去瘀，丹参泽兰饮（自制方）主之。丹参 12g，香附 9g，延胡索 6g，焦艾叶 9g，泽兰 9g，赤芍 6g，山楂炭 6g，炒黑豆 12g。

3. 气郁证

症状：产后血崩，色淡红，头晕目眩，精神抑郁，嗳气太息，心烦易怒，脘闷，两胁胀痛，食欲减退，大便不调，或溏薄，舌苔薄白，脉弦，重按无力。

治法：扶气养血舒郁。

方药：扶脾调肝汤（自制方）。

泡参 15g，白术 9g，炒白芍 9g，阿胶珠 6g，茯神 9g，软柴胡 6g，甘草 3g，香橼 9g。

加减：血量过多，兼有血块者，加乌贼骨 30g，茜草炭 6g，蒲黄炭 6g。

4. 血热证

症状：产后忽然血崩，色鲜红，头晕心悸，烦热口渴，大便秘结，小便黄，舌尖红，苔黄燥，脉浮数或沉数。

治法：清热止血。

方药：清经止崩汤（自制方）。

生地黄 18g，牡丹皮 9g，黄芩 9g，黄柏 12g，白茅根 15g，炒蒲黄 9g，地榆 9g，益母草 12g，棕榈炭 6g。

5. 劳伤证

症状：产后劳倦过度，阴道突然大量出血，或动手术后，出血不止，色红无块，腰微胀，腹无痛，舌苔正常，脉数无力。

治法：固冲摄血。

方药：摄血固冲汤（自制方）。

党参 18g，黄芪 12g，白术 9g，龙骨 15g，乌贼骨 30g，阿胶珠 9g，茜草根 9g，龟甲 9g，广三七 3g，血余炭 9g。

四、产后痉证

（一）概论

妇女产褥期间，突然项背强直，四肢抽搐，甚则口噤不开，角弓反张者，称为"产后痉证"，又称"产后发痉""产后痉风"。本病的主要病因是产后亡血过多，血虚不能濡养肝木，以致肝风内动，或血虚而为外风侵袭。《金匮要略》说："产后血虚，多汗出，喜中风，故令病痉。"《诸病源候论》说："产后中风痉者，因产伤动血脉，脏腑虚竭，饮食未复，未满日月，营卫虚伤，风气得入五脏，伤太阳之经，复感寒湿，寒搏于筋，则发痉。"《景岳全书·妇人规》说："产后发痉，乃阴血大亏证。"《女科经纶》引缪仲淳说："去血过多，阴气暴虚，阴虚生热，热极生风，故外现风证。其实阴血不足，无血养筋所致。"吴鞠通在《温病条辨》中说："产后亡血，病久致痉，风家误下，温病误汗，疮家发汗者，虚痉也。"综合各家学说，痉病的原因不外两端：一是津伤液脱，血枯血燥；一是六淫外感，化燥生风。诸上说明产后发痉起于内因和外因，而内因尤为重要，治疗一般也多从虚考虑。古人还有用天麻散等化痰方剂治疗产后发痉的，临床上也可见到这种证候，说明产后发痉也有因痰湿所致者，医者应知常达变，才能施治无误。

（二）因机详述

1. 阴血亏虚

素体阴血亏虚，产后失血伤津，因产重虚，血虚津伤，筋脉失养，拘急抽搐，致令发痉。

2. 邪毒感染

多因接生不慎，或产创护理不洁，邪毒乘虚而入，损及脉络，直窜筋脉，以致筋脉拘急而发痉。

（三）治则治法

产后发痉，分血虚与中风两类，症状各有不同，治法也各异，必须辨证明确，处方遣药才能恰当。血虚发痉者，症见面色苍白，两手微撒，肢冷自汗等。中风发痉者，多有头项强痛，恶寒发热，脉浮弦等症状。同时，诸证又有偏寒偏热、夹湿夹痰的不同，故临证时宜仔细观察，辨证施治。本病的主要原因是产后失血过多，血虚不能养肝，肝风内动，或血虚后而外邪侵袭，治疗上应"治风先治血，血行风自灭"，宜养血和血，切勿重汗而伤血，慎用辛燥之药。属血虚者，以补血填阴为主，佐以镇肝息风；属中风者，虽应祛风，但亦应重视亡血伤津的特点，注意养血。

（四）证治分型

1. 血虚发痉证

症状：产后骤然发痉，颈项强直，角弓反张，牙关紧闭，口眼抽动，四肢抽搐，两手紧握，舌淡无苔，脉虚细而浮。

病机：产后失血过多，血虚不能养肝，肝风内动所致。

治法：养血为先，血虚甚者，以补血填阴为主。

方药：如有产后血晕，用大补元煎（《景岳全书》）加减。

如既厥且哕，脉细而动，为真阴欲竭。用小定风珠（《温病条辨》）：鸡子黄 1 枚，阿胶 6g，龟甲 18g，淡菜 9g。

如昏倦，手足瘈疭，角弓反张，不省人事，小便失禁，舌红苔黄褐而干，脉虚数而细，用大定风珠（《温病条辨》）。白芍 9g，阿胶 6g，熟地黄 9g，麻仁 9g，五味子 3g，牡蛎 15g，麦门冬 9g，鳖甲 12g，鸡子黄 1 枚，龟甲 12g，甘草 3g。

骤然痉厥，面色苍白，手足发冷，余症同前，证属气血两虚者，八珍汤（《正体类要》）。人参 6g，白术 6g，白茯苓 4.5g，当归 6g，川芎 3g，白芍 9g，熟地黄 9g，甘草 3g。

加减：若阴道出血不止者，酌加党参 15g、黄芪 15g 以益气摄血，山茱萸 6g 以敛阴止血。汗出过多者，酌加浮小麦 24g，麻黄根 9g 敛汗防脱。

2. 中风发痉证

症状：产后头项强痛，怕冷发热，腰酸骨楚，继而牙关紧闭，身体强直，舌苔薄白，脉浮而弦。

病机：由产后失血过多，血虚后外邪侵袭所造成。

治法：外邪亦因血虚而侵袭，治疗时虽然祛风邪，但必须照顾到血分，过辛过散之药宜慎。

方药：愈风散（《妇人大全良方》）或加味当归散（《幼幼集成》）加减。

愈风散：荆芥 9g，炒黑为末。

加味当归散加减：当归 9g，荆芥穗 6g，全蝎 6g，桑寄生 15g，木香 4.5g，小茴香 4.5g。

五、乳汁不行

（一）概论

妇人产后乳汁少，或全无乳汁，都称为乳汁不行。

（二）因机详述

乳汁不行的原因有气血虚弱、肝气郁结、气滞血凝三种。陈自明《妇人大全良方》说："妇人乳汁不行者，由气血虚弱，经络不调所致。"《景岳全书·妇人规》说："妇人乳汁，乃冲任气血所化，故下则为经，上则为乳。若产后乳迟乳少者，有气血之不足，而犹或无乳者，其为冲任之虚弱无疑也。"这是由于气血虚弱、冲任不调而引起的乳汁不行。《儒门事亲》说："或因啼哭悲怒郁结，气溢闭塞，以致乳脉不行。"此系肝气郁结而引起的乳汁不行。《医宗金鉴》说："产后乳汁不行，因瘀血停留，气脉壅滞者，其乳必胀痛。"这是气滞血凝，经脉壅滞所引起的乳汁不行。以上诸家论述，说明了乳汁通畅与否，和气血盛衰、精神因素、气滞血瘀有着密切的关系。

（三）治则治法

产后乳汁不行的原因各异，症状有别，必须详细审察，以免认实作虚或以虚为实，贻误患者。若因气血虚弱而致乳汁不行，必面色淡黄，心悸头昏，纳少便溏；若因肝郁气滞，经脉不畅，而使乳汁不行，必有乳房胀痛，情绪烦躁，胸胁不舒等现象。

治疗本病，应以通络行滞为主，而"行"的方法，要根据病情来决定。若气血虚弱，宜补而行之；若肝郁气结，宜疏而行之。此外，尚应佐以外治，如胀硬疼痛，用热水洗涤乳房或热敷，也可收到宣通气血的效果。

（四）证治分型

1. 血虚证

症状：产后乳汁不行，乳部无胀满感觉，面色苍白，略带淡黄，精神疲乏，间或畏寒，头晕耳鸣，心悸气短，腰酸腿软，大便或溏或秘，小便频数，舌淡少苔，脉虚细。

治法：补血益气。

方药：黄芪八物汤（自制方）。

熟地黄 9g，当归 9g，黄芪（炙）9g，白术（炒）4.5g，茯苓 4.5g，川芎 3g，白芍（酒炒）4.5g，炙甘草 1.8g。

加减：如食减便溏者，去熟地黄、白芍，加扁豆 15g，莲米 15g，蔻仁 3g，还可加鸡血藤、党参、丝瓜络、王不留行。

如虚而兼热，症见产后乳汁不行，面色苍白，有时颊赤，头晕心悸，手心灼热，口舌干燥，或午后潮热，心烦寐少，小便淡黄，大便干燥，舌红苔薄黄，脉细数。治以清营养血，用方通乳四物汤（《医略六书》）。生地黄 15g，当归 9g，白芍（酒炒）3g，川芎 3g，木通 3g，花粉 9g，王不留行 9g，猪蹄 2 只，知母（酒炒）4.5g。

气血虚弱者，治以益阴养血，常用当归、黄芪、鸡血藤、党参、丝瓜络、王不留行。

2. 气郁证

症状：产后乳汁不行，乳房胀痛，胸胁饱满，面色青黯，精神抑郁，食量减少，有时两胁作痛，腹部亦有胀痛，大便不畅，舌淡苔白腻，脉沉迟而涩。

治法：疏肝活络。

方药：通经活络汤（自制方）。

瓜蒌 12g，橘络 6g，青皮 6g，丝瓜络 12g，生香附 6g，通草 9g，扁豆 15g，当归身 4.5g。

加减：恶露已净，少腹微胀者，加王不留行 9g，漏芦 9g。如因暴急暴怒之后，饮食减少，胸胁胀甚者，加柴胡 6g，厚朴花 6g，郁金 9g。如肝郁气滞，脘腹胀满者，加香附 6g。

兼血滞者，症见产后乳汁不行，乳房胀痛，面色略带青紫，胸闷嗳气，有时腹胀痛，舌略带青色，苔薄而腻，脉象沉涩。治以养血行滞，用方漏芦汤（《医略六书》）。漏芦 9g，赤芍 4.5g，当归 9g，川芎 3g，枳壳 4.5g，木香 4.5g，桔梗 3g，白芷 4.5g，甘草 1.5g，皂角刺 3 枚。

兼热者，症见产后乳汁不行，乳房作胀或肿痛，面色暗红，精神郁闷易怒，胸闷内热，两胁及腹部时有胀痛感，口苦而干，大便燥结，小便黄，舌质红苔薄黄，脉数。治以清热通络，用方涌泉散（《医宗金鉴》）。王不留行、白丁香（即雄雀粪）、漏芦、花粉、僵蚕各等分，共研为末，每服 12g 用猪蹄煮汁调下。

如产后乳汁少，无其他症状者，可用猪蹄汤（《产孕集》）。猪蹄 2 只，通草 24g，加水同炖后，去通草，食猪蹄和汤。

六、产后乳汁自出（漏乳）

（一）概论

妇女产后，乳汁不经婴儿吮吸而自然溢出，或终日不绝者，称为乳汁自出。本病始见于隋代《诸病源候论》，书中列有"产后乳汁溢候"，但所言为"经血盛者，则津液有余"的生理性乳汁自溢。至唐代《经效产宝》始论述了其病因为"身虚所致"，宋代《妇人大全良方》进而指出"胃气虚"乃身虚之由，明代《校注妇人良方》进而补充了"气血俱虚""肝经血热""肝经怒火"等病因。

（二）因机详述

按照中医的理论，乳房属胃，乳头属肝，乳汁是血液所化生。由于气与血的关系密切，所以乳汁的生化、蓄溢等正常与否，又受气的影响。乳汁自出的原因，根据古人的记载，多属气血不足，虚不能摄，亦有肝经郁热致乳汁自出者。《妇人大全良方》曰："产后乳汁自出，乃胃气虚，宜服补药止之。"《校注妇人良方》又云:"若怒气乳出,此肝经风热。"《胎产心法》云:"肝经怒火上冲,乳胀而溢。"诸多文献指出乳汁自出的原因有虚有实。此外,也有因气血旺盛,乳房作胀而乳汁不时自出者,此为生理现象,不属病变,应与上述的乳汁自出加以区别。

(三)治则治法

乳汁自出如系气血两虚,多有面色或黄或白,精神倦怠,心悸气短,舌质淡,脉沉弱等虚象。如属实证,多见心烦善怒,面色红赤,头晕胁胀,苔黄,脉弦数等。治疗气血两虚,宜补气益血以摄乳;如因肝经郁热,宜疏肝解郁清热以敛乳;若属气血旺盛乳汁时有溢出,或不需亲自哺乳者,可用炒麦芽等30~60g煎汤服,其乳即回。

(四)证治分型

1. 气血两虚证

症状:产后乳汁自出,乳房不胀满,面色㿠白,略带浊黄,皮肤干燥,神乏易疲,头晕耳鸣,心悸气短,大便或溏或秘,舌淡苔少,脉象虚细。

治法:补气益血。

方药:十全大补汤(《太平惠民和剂局方》)。

党参15g,黄芪15g,肉桂3g,白术9g,茯苓9g,秦当归6g,川芎3g,白芍9g,熟地黄(砂仁炒)12g,炙甘草6g。

2. 肝经郁热证

症状:产后乳汁自出,面色苍黄,间有潮红,心烦易怒,头晕胁胀,舌苔黄,脉弦数。

治法:疏肝解郁。

方药:归芍甘麦汤(自制方)。

当归6g,杭白芍12g,白术9g,柴胡6g,茯神9g,甘草3g,小麦30g(或麦芽18g),大枣3枚。

杂病篇

一、杂病总论

　　妇女疾病以经带胎产为主，若不属于经带胎产的范围，而又与妇女解剖、生理、病因病机特点密切相关的各种妇科疾病，通称为妇科杂病。癥瘕积聚虽不尽属妇女证候，但妇女发病率高于男子。过去因广大妇女长期处于封建礼教的束缚下，情志抑郁，心胸狭窄，加之卫生条件差，虽患疾病，亦少注意，或根本得不到医治，所以容易导致气血瘀滞，形成癥瘕，严重影响妇女的身体健康，实有专题讨论的必要。至于乳疾中的乳痈、乳癌，均属外科范畴。而乳汁不通、乳汁自出等乳疾，常见于临产后，已列入产后病中，本章暂不讨论。为便于学习和掌握一些常见疾病的论治，现将癥瘕、不孕、阴痒、阴挺、脏躁等病列入杂病论述。癥瘕一证，常因起居不慎，精神抑郁，以致气滞血凝而成。不孕的发生非一方之因，所系男女双方，以肾气虚、气血不足，不能摄精成孕者为多。阴挺多属气虚下陷。阴痒者，为湿热内蕴，郁而生虫，亦有因不重视清洁卫生传染而来。脏躁则多由情志不畅，内脏津液受损所致。因此，平时应慎起居，调情志，勿过劳过逸，注意清洁卫生，特别在胎前、产后和经期，更应加倍调护。

　　杂病的病因病机各有不同，治法亦有区别。治疗癥瘕以破血消瘀，行气和中为主；治疗不孕，宜温肾调肝，补益冲任为主；阴挺多属虚证，治宜补气升提，如兼湿热，则佐清热除湿；阴痒多属湿热下注，治宜清热利湿止痒；脏躁宜清心滋液，兼痰者，佐以清热化痰。以上均属于妇科杂病的治疗原则，为避免重复，将在以下各病中分别论述。

二、癥瘕（附：子宫岩）

（一）概论

　　癥和瘕都是发生在腹腔的包块，一般以痛有定处，牢固不移，推揉不散者称为瘕；推揉可动，时聚时散，痛无定处者称为瘕。本病男女皆有，然妇女由于生理的特点，较易发生带脉以下的癥瘕，因此有列为专题讨论的必要。癥包括疝、蛊等，脐之两旁，有筋突起疼痛，大者如臂，小者如指，状如弓弦者为疝，痛时出现，不痛则隐；瘀血蓄久，腹大而坚者为血蛊，或谓血癥。瘕包括癖、疝等，包块在两肋之间为癖，言其偏僻不明显；若小腹疼痛牵连肋腰，疼痛高起者为疝，男女皆有。癥者征也，谓其盘牢不动，有形可征；瘕者假也，谓其可动；痞闷不通，气道壅塞为痞气；血瘀腹中，未成血块者为瘀血。如上症状虽皆不同，然其致病因素一致也，故将其均列入癥瘕之范畴。

　　癥瘕的记载最早见于《内经》。《素问·骨空论》曰："任脉为病，女子带下瘕聚。"其发病的机理、病变部位，以及临床症状，在《灵枢·水胀》中又作了扼要的叙述，并做了鉴别。"肠覃何如？岐伯曰：寒气客于肠外，与卫气相搏，气不得荣，因有所系，癖而内着，恶气乃起，瘜肉乃生。其始生也，大如鸡卵，稍以益大，至其成如怀子之状，久者离岁，按之则坚，推之则移，月事以时下，此其候也。……石瘕何如？岐伯曰：石瘕生于胞中，寒气客于子门，子门闭塞，气不得通，恶血当泻不泻，衃以留止，日以益大，状如怀子，月事不以时下，皆生于女子，可导而下。"《金匮要略·妇人妊娠病脉证并治篇》曰："妇人素有癥病，经断未及三月，而得漏下不止，胎动在脐上者，为癥痼害。妊娠六月动者，前三月经水利时，胎也。下血者，后断三月也。所以血不止者，其癥不去故也，当下其癥，桂枝茯苓丸主之。"

　　隋代巢元方所撰的《诸病源候论》始称"癥瘕"，且从症状上将二者作了区别。《诸病源候论·癥瘕病诸候》曰："癥瘕者，皆由寒温不调，饮食不化，与脏气相搏结所生也。其病不动者，直名为癥。若病虽有结瘕，而可推移者，名为瘕。瘕者，假也，谓虚假可动也。"又说："癥者，由寒温失节，致腑脏之气虚弱，而食饮不消，聚结在内，渐染生长。块段盘牢不移动者，是癥也，言其形状，可征验也。"根据这段记载，很明确地指出肿块可动者为瘕，不能动者为癥。以后历代医家都沿用"癥瘕"病名。宋代陈自明更在此基础上，结合临床症状，将本病分为疝癖诸气、八瘕、腹中瘀血、疝瘕、癥痞、食癥、血癥等七种不同表现。明代王肯堂在他所撰的《女科证治准绳》中把以上七种疾病归入"癥瘕门"，并作解释："疝者，在腹内近脐左右，各有一条，筋脉急痛，大者如臂，次者如指，因气而成，如弦之状，故名曰疝。癖者，僻在两肋之间，有时而痛，故名曰癖。疝者，痛也。瘕者，假也，其结聚浮假而痛，推移乃动也（八瘕者，黄瘕、青瘕、燥瘕、血瘕、脂瘕，狐瘕、蛇瘕、鳖瘕）。积在腹内，或肠胃之间，与脏气结搏坚牢，虽推之不移，名曰癥，言其病形可征验也。气壅塞为痞，言其气痞塞不宣畅也。伤食成块，坚而不移，名曰食癥。瘀血成块，坚而不移，名曰血癥。若夫腹中瘀血，则积而未坚，未至于成块者也。大抵以推之不动为癥，推之动为瘕也。至夫疝与痞癖，则与痛俱，痛即现，不痛即隐。在脐左上为痞，在两肋之间为癖，在小腹而牵引腰胁为疝。"具体详细地把癥、瘕、痞、疝、癖、痞、瘀血、血癥作了区分，并指出各自的发病机理。

（二）因机详述

本病多为机体正气不足，邪气入于子脏，与气血相结为有形之邪凝结不散，血脉精气不调，营卫经络壅塞不通，凝滞日久，聚而成块。初起不易发现，积久渐而长大，由气积成者为瘕，由血积成者称癥。本病的主要病因病机可归纳为气滞、血瘀、痰积。

1. 气滞

七情郁结，气滞不宣，聚结成瘕。《灵枢·百病始生》曰："若内伤干扰，怒则气上逆，上逆则六输不通，温气不行，凝血蕴里而不散，津液涩滞，着而不去，而积皆成也。"七情所伤，肝气郁结，气血运行受阻，瘀滞冲任胞宫，积聚成块逐日增大而成癥瘕。

2. 血瘀

《妇人大全良方》曰："妇人腹中瘀血者，由月经闭积，或产后余血未尽，或风寒凝瘀，久而不消，则为积聚癥瘕也。"妇女经期、产后血室正开，胞脉空虚，余血未尽之际，外邪乘虚而入，寒凝则血瘀，气血瘀阻，运行不畅，阻于经隧，瘀积成块；或忧思忿怒，脏腑失调，血气不和，瘀血停滞，积而成瘕。

3. 痰积

《灵枢·水胀》曰："肠覃……寒气客于肠外，与卫气相搏，气不得荣，固有所系，癖而内着，恶气乃起，瘜肉乃生。"痰湿瘀结冲任、胞宫，积聚不散，日久渐生癥瘕。

（三）治则治法

癥多血积，非攻不能破，瘕多气聚，非行不能散。故破血消坚、理气行滞是本病的治疗原则。在处理上又应根据体质的强弱和病程的长短，制定相应的诊疗方法。初起者正气尚强，宜攻宜破，但亦不宜峻攻，攻后又宜及时扶正。攻伐太过则伤正气，正气伤则邪气反固，所谓"大积大聚，其可犯也，衰其大半而止"。若病久体质较弱，则宜攻补兼施，或寓攻于补，或寓补于攻。病久气血大虚之人，又宜着重温补，补中又要注意行气通络。气虚以补气为主，但又要佐以行气，则扶正而不固邪；血虚以养血为主，又要佐以通络，借通络以行滞，实乃治疗癥瘕的不二法门。

卓老治疗本病以破血消坚、理气行滞为主，同时提出需考虑体质的强弱、病邪的深浅，然后斟酌情况，当攻则攻，当补则补，或先攻后补，或先补后攻，或寓攻于补，或寓补于攻，遵守"除之以渐""衰其大半而止"的原则。

（四）证治分型

癥瘕的病因常见的有血瘀、气滞、痰积三种，临床实宜详查病因，分型论治。

1. 血瘀证

症状：主要表现为积块坚牢，固定不移，或疼痛拒按，时作潮热；面色紫黯，皮肤不润，月经愆期，口燥不欲饮，苔厚舌干，甚者双目黧黑，舌色紫黯，肌肤甲错，月经停闭，脉沉涩。

治法：破血消坚。

方药：①成药：轻者宜桂枝茯苓丸，重者宜大黄䗪虫丸，体虚宜化瘀回生丹，体实宜大黄䗪虫丸。②煎剂：逐瘀软坚汤。鳖甲、牡蛎、青皮、丹参、香附、血竭、皂刺、桂枝、姜黄。

加减：月经停闭者，加三棱6g，莪术6g，延胡索9g。身体较弱，脾胃不强，食少便溏者，加党参24g，白术12g，砂仁6g，肉桂6g。腰腹胀痛，带下色白者，加杜仲12g，续断12g，台乌药9g，鹿角霜9g。月经愆期，出血量多，颜色乌红者，加泡参30g，黄芪9g，乌贼骨30g，炒蒲黄6g，血余炭9g。带下黑色，稀薄而量多，下腹痛，自觉有冷感，加肉桂 3g，附片 9g，吴茱萸 3g，焦艾叶 9g。胸中痞闷，呕吐涎沫，白带多而黏稠，加茯苓 6g，陈皮 6g，甘草 3g，枳壳 6g，枳实 6g，生姜 2 片。

2. 气滞证

症状：积块不坚，按之可移，或时聚时散，忽上忽下，时感疼痛，无有定处，或见面色略青，精神抑郁，舌润苔薄，脉沉弦。

治法：行气导滞，温血行气。

方药：香棱丸（《重订严氏济生方》）加减。

木香 6g，丁香 6g，枳壳 6g，三棱 6g，青皮 6g，台乌药 9g，香附 9g，莪术（巴豆炒）9g，川楝子 6g，小茴香 3g。

加减：月经后期，经量减少者，加当归 6g，川芎 6g。少腹两侧疼痛，按之有块者，去丁香，加荔核、橘核各 6g。包块疼痛拒按者，去丁香、小茴香、川楝子，加桃仁、丹皮、姜黄、乳香、没药、檀香各 6g。痛时兼有白带流出者，加鱼腥草 9g，无鱼腥草可加蒲公英 9g，贯众 6g。若体虚者，可加杜仲、巴戟天、党参等药性平稳之品。少腹坠胀，自觉阴道有物下脱或突出，兼有白带者，去丁香、木香、三棱、莪术，加泡参 12g，白芷 6g，炙升麻 6g，白术 9g。若血虚头晕耳鸣者，去升麻。兼有腰酸腹痛者，加杜仲、续断各 9g。

此外，临床上对气滞所致痛无定处之瘕证，常用逍遥散加减有效，宜重用白芍。如两胁痛甚，去白术，加青皮、郁金。周身筋骨疼痛者，加秦艽 7 根。背胁之间游走痛者，加伸筋草、薤白。四肢痛者，加桑枝。

3. 痰积证

症状：身体肥胖，肤色㿠白，胸脘满闷，时有呕恶，肉瞤筋惕，时作时止，白带甚多，月经愆期，甚则停闭，腹大如怀孕状，若为癥则坚而不移，瘕则可动，舌淡，苔白腻或灰腻，脉弦滑。

治法：豁痰行滞。

方药：苍附导痰丸（《叶氏女科证治》）加减。

苍术、香附、陈皮、云苓、枳壳、半夏、南星、炙甘草。上药生姜汁浸，共研为细末，蒸饼为丸。每服 3 ~ 9g，食后空腹热汤下。

古人有用礞石滚痰丸治实热老痰、结核异证，并治积痰掣痛、食积留滞、脏腑结块。礞石滚痰丸：青礞石、沉香、百药煎、川大黄、黄芩。上药作丸如梧桐子大，食后或空腹热汤下。百药煎，系五倍子所酿，有清肺化痰、定喘解热的作用，功效较五倍子好。

临床习用积痰软坚汤治痰积为癥，症见面色黄暗不荣，神疲懒言，自觉少腹坠胀，白带多有臭味，大便或秘或溏，舌淡苔白腻，脉沉滑。积痰软坚汤：土茯苓15g，白术9g，建菖蒲15g，法半夏9g，青陈皮9g，白芷9g，薤白6g，炒白芥子6g，桂木6g（或肉桂6g）。

4.久病证

症状：病邪久留不去，病势缠绵难愈，积块不坚，按之可移，或时聚时散，忽上忽下，无有定处，偶小腹缠绵隐痛，神疲乏力，四肢痿软，舌淡苔白，脉虚弱。

治法：审证求因，攻补相宜。

方药：十全大补汤（如久患癥瘕，气血大虚，阳气衰微而呈虚寒者，则面色㿠白或淡黄，皮肤干燥，手足逆冷，头眩胸胀，耳鸣眼花，精神萎靡，不思饮食，大便溏泻，舌淡苔薄，脉虚无力，宜温气血，用十全大补汤之类）。加减：寒甚者加淡附片9g；兼见下血，黑血如䘌者，去肉桂、附片，加阿胶珠9g。

扶气软坚汤（若带多而臭，腰腹胀而下坠，或五色杂下，或下血如䘌，脉沉无力，习用扶气软坚汤）。党参、黄芪、白术、杜仲、云苓、台乌药、淫羊藿、菟丝子、砂仁、海藻、昆布、水蛭、虻虫、乳香、没药、升麻。加减：失血甚者，加乌贼骨30g，姜炭9g。

按：卓老曾治疗两例五色带杂下伴见阴道痛患者，诊断为阴道癌。方用四君子汤加黄芪、龟甲、鳖甲、牡蛎、刺猬皮，下血甚者加乌贼骨30g。本方治疗气血大虚的子宫癌症，如加入槐耳、桑耳更好。刺猬皮有凉血之功，治蛊毒下血，本方中用麻油炸至油酥即可。

（五）小结

癥瘕由气滞、血瘀而成，引起的原因或因于寒，或因七情，或因房事，多在胞胎生产后或月水来时因各种原因刺激，使血脉精气不调，经络壅塞，荣卫不畅，气血留滞而作癥瘕。临证时应先辨其在气在血，是癥是瘕，再审其所因，随证施治。

本病总的治法为破血消坚，理气行滞。有形有质者，可用破血消坚之药；若无形无质，气滞作痛，忽上忽下，时聚时散，当以理气行滞为主；若久病势深体弱，则又当先补气血，待气血充沛后再行攻散。因此，在临证时要特别注意病之新久、邪气之深浅、正气之虚实，而斟酌攻补。体实者先攻后补，虚者先补后攻，或攻补兼施，或补多攻少，或攻多补少。无论新病久病，都需攻补得宜。要掌握"除之以浅"和"衰其大半而止"的原则，才能去邪而不伤正，使身体易于康复。

附：子宫岩（子宫癌）

（一）十年来中医药诊治子宫癌的成就

子宫癌包括宫颈癌和宫体癌，为妇科肿瘤中最常见的恶性肿瘤。其中宫颈癌的发病率更高，占女性生殖器官肿瘤发病率的 72.3% ~ 98.1%，占女性所有恶性肿瘤的 35.3% ~ 72.63%，严重威胁着妇女的生命健康。

过去子宫癌曾被认为是不治之症。中华人民共和国成立以来，党和政府关怀人民的健康，大力开展癌瘤的防治工作。从 1956 年起在全国各大城市，如北京、天津、上海等普查了近 40 万人，使子宫癌患者得到早期诊断、早期治疗，并在放射治疗和手术治疗方面取得了新的成就，同时在中医中药的治疗方法上取得一定的成绩。根据有关资料的报道，中医中药治疗的有效率为 43.6% ~ 87.7%，为提高子宫癌的治愈率开阔了新的道路，目前仍在进一步研究中。

（二）中医学关于子宫癌的记载

中医文献中，未有子宫癌病名的记载，但有很多类似子宫癌的记载。除《内经》中的"肠蕈""石瘕"之外，《金匮要略》记载："妇人年五十所，病下利，数十日不止，暮即发热，少腹里急，腹满，手足烦热，唇干口燥。"《诸病源候论》中记载"十二瘕"，即"十二瘕者，是所下之物，一者如膏，二者如青血，三者如紫汁，四者如赤皮，五者如脓痂，六者如豆汁，七者如葵羹，八者如凝血，九者如清血，血似水，十者如米汁，十一者如月浣，十二者经度不应期也"。《千金要方》记载："女子血崩，腰大痛不可俯仰，阴中肿如疮……崩中漏下赤、白、青、黑，臭不可近。令人面黑无颜色，皮骨相连，月经失度，经来无常，小腹弦急，或苦绞痛，上至于心，两胁肿胀，令人倚坐，气息乏少，食不生肌，腰背疼痛。"又曰："女子血瘕，心腹坚，积聚，乳余痰，少腹坚满贯脐痛，热中，腰背痛，小便不利，大便难，不下食。"上述都与阴道出血、分泌物增加和疼痛（下腹痛、腰痛）等子宫癌的主要症状相类似。根据这些资料可对子宫癌有更深入的了解，进一步探索子宫癌的治疗方法，提高治疗效果。

（三）关于子宫癌的病机和治法

关于子宫癌的病机，主要为营卫不通，气血郁结，或瘀血、浊气、痰滞而成，与癥瘕相同。治法仍需根据《内经》"坚者削之，结者散之，留者攻之，损者益之"等四大法则。这与治疗癥瘕的破血消坚、理气行滞、补虚等法相同。因此临床用治疗癥瘕的方剂亦可用于治疗子宫癌和其他的妇科肿瘤。

三、不孕症

（一）概论

现代一般认为女子有规律的性生活 1 年以上，未避孕，配偶无病而未能生育，或曾经生育一二胎，后即不再生产者都称为不孕。前者古人称为"全不产"，后者称为"断绪""久不产"。《脉经》称为"无子"或"绝产"。《诸病源候论·无子候》曰："然妇人夹疾无子，皆由劳伤血气，冷热不调，而受风寒，客于子宫，致使胞内生病，或月经涩闭，或崩血带下，致阴阳之气不和，经血之行乖候，故无子也。"两精相搏，合而成形，从胎孕的形成来说，不孕之因不能单独责之妇女，故临床上应先分析其因在于男方还是女方。如妇女发育正常，月经周期准确，并无其他疾病而不生育者，应当考虑为男性不育，反之就属女性不孕。女性不孕又可分为两种，一种是先天性的生理缺陷，一种是病理性的不孕。

先天性不孕，明代万全著《广嗣纪要》中有"五不女"，即螺、纹、鼓、角、脉。螺——阴户中有螺旋纹；纹——阴户小如筋头（石女）；鼓——阴户绷急无孔，有皮鞔如鼓；角——阴挺死角（王孟英解释为雌雄人）；脉——终身无月经。凡有以上几种情况都不能受孕，在治疗方面，除"脉"有时可用药物治疗而外，其余四种均非服药可愈（螺、纹、鼓可用手术治疗，中医很早就能动手术，如用铜钱割，或用红铅作锭放入阴道）。先天生理性缺陷所致的不孕本节不做讨论，仅将后天病理性的不孕简要介绍。

（二）因机详述

病理性不孕以肾气不足、冲任损伤为主要机制。因胎孕的构成是两精相合，而精藏之于肾，肾气足则精足，精足则易成孕，肾气衰则精亏，精亏则不孕。肾与冲任又有密切的关系。肾虚则冲任不足，无力摄精系胞，此外，冲为血海，任主胞胎，冲任充盛则月事以时下，阴阳相合，始能有子。如冲任有了病变，月事不以时下，或无力摄精，就不能成孕。临床上多有虚寒、血虚、痰湿、肝郁和血热五种分型。

1. 虚寒

《神农本草经》紫石英条下记载，"女子风寒在子宫，绝孕十年无子"。《金匮要略·妇人杂病脉证并治》温经汤条下记载，"亦主妇人少腹寒，久不受胎"。《圣济总录》曰："妇人所以无子，由冲任不足，肾气虚寒故也。"肾阳亏虚，命门火衰，阳虚气弱，则生化失期，有碍子宫发育，或不能触发氤氲乐育之气，致令不能摄精成孕。

2. 血虚

春秋战国时期，《素问·上古天真论》首先提出了"肾气盛，天癸至，任通冲盛，月事以时下，固有子"的受孕机理。血虚不能濡养冲任，又血为气之母，气血俱虚致冲任虚衰，血海空虚，经脉不调致不能受孕。

3. 痰湿

素体脾肾阳虚或劳倦思虑过度，饮食不节伤脾，脾虚则健运失司，水湿内停，痰湿内生，躯脂满溢，遮隔子宫，不能摄精成孕。

4. 肝郁

肝气不舒，致令情绪低落，气机不畅而郁结，以致冲任不能相资，不能摄精成孕。又肝克郁脾，脾伤不能通任脉而达带脉，任、带失调，胎孕不受。

5. 血热

房劳多产、久病失血，耗损真阴，阴虚生内热，热扰冲任血海，不能摄精成孕，发为不孕症。

（三）治则治法

对于不孕症的治疗，卓老首先强调治病以助孕：经不调者调经助孕，带下异常者治带助孕，胞脉不畅者通调胞脉助孕。虚者，益气养血，温肾调肝，以补冲任；实者，化痰除湿，疏肝解郁，以调气血。若患者无明显临床症状，遵"肾主生殖""肾为冲任之本"的理论，治疗仍当从肾而论，补肾益精，调理冲任。其次注重怡情助孕，卓老指出，不孕症的药物治疗固然重要，但尚须情志舒畅、房事有节，注意起居劳逸、交合有时等，使任通冲盛，经调而有子嗣。

卓老治疗不孕症着眼于排卵期用药，排卵后慎用活血通络之品。针对输卵管堵塞型不孕症，多用活血之品，同时配伍疏肝通络之药。

（四）证治分型

不孕的机制在于肾气不足和冲任损伤，而引起这二者的因素很多，归纳起来可分为虚寒、血虚、痰湿、肝郁、血热等五种。

1. 虚寒证

症状：少腹寒冷，不时作痛，经期有时错后，色淡量少苔薄，脉沉涩。

病机：经期摄生不慎、过食生冷；或当风取凉，风冷乘其经血结于胞宫；或因房事不节；或因久坐湿地，损伤肾气，而致冲任不足；或因阳气不足，不能化气行水，寒湿注于冲任。

治法：补虚温。

方药：艾附暖宫丸（《仁斋直指附遗》）或温寒暖宫汤（自制方）。

艾附暖宫丸：艾叶、香附、当归、续断、川芎、白芍、黄芪、吴茱萸、官桂、干地黄。虚寒者，香附用量不宜过重。

温寒暖宫汤：厚附片、明沙参、白术、茅苍术、砂仁、茯苓、香附、蕲艾叶、当归、川芎、橘核、荔枝核。

加减：兼肾虚者，除前症外，尚有精神较差，腰酸腿软，小便较多，性欲减退，舌淡苔正常，脉沉迟。治以温养肾气、补益冲任，用方毓麟珠（《景岳全书》）：白术、茯苓、乌药、炙甘草、川芎、当归、熟地黄、菟丝子、杜仲、川椒、鹿角霜。其中川椒辛温有毒，能通肾壮阳、利五脏、温脾肾、通三焦、暖腰膝，为散寒逐湿补火药。临床亦可用加减苁蓉菟丝子丸（详见"卓雨农先生常用独特方药举隅"）、通脉大生丸（详见"卓雨农先生常用独特方药举隅"），以及温寒暖宫汤（自制方）。

脾肾虚甚者，症见面色暗黄，腰痛如折，四肢倦怠，脚冷而酸软，白带清冷，状如鸡子清，小便频数或不禁，口淡无味，喜食辛辣，舌质淡，苔白滑，脉沉弱。治以温肾固阳、培土化湿，用方温胞饮：白术、巴戟天、人参、菟丝子、杜仲、山药、芡实、肉桂、附子、补骨脂。最好作膏或作丸，因下焦深邃，宜徐徐图之。在条件可能的情况下，用通补奇经丸（吴鞠通《温病条辨·卷五》）：鹿茸、紫石英、龟甲、枸杞子、当归、肉苁蓉、小茴香、鹿角胶、沙蒺藜、补骨脂、人参、杜仲。炼蜜为丸，如小梧子大，每服 2 个，渐加至 3 个。大便溏者加莲子、芡实、牡蛎各 12g，以蒺藜、人参熬膏为丸；淋带者加桑螵蛸、菟丝子各 12g。

2. 血虚证

症状：形体瘦弱，精神较差，面色萎黄，头目眩晕，月经量少色淡，间或差错推后，舌淡苔薄，脉虚数或沉细。

治法：益血滋肾。

方药：养精种玉汤（《傅青主女科》）或养血资生汤。

养精种玉汤：熟地黄 30g，当归 15g，白芍 15g，山茱萸 15g。

养血资生汤：当归、熟地黄、丹参、香附、桑寄生、续断、阿胶珠。

加减：食少、月经色淡或见面部浮肿者，坤厚资生丸主之：熟地黄、当归、白芍、川芎、茺蔚子、白术、丹参、香附（醋、酒、生姜汁、盐水炒）。

3. 痰湿证

症状：形体肥盛，面色㿠白，头眩心悸，白带稠黏量多，或有月经不调，色淡量多，舌淡苔腻，脉滑。

治法：化痰燥湿。

方药：启宫丸（《医方集解》）。

半夏、苍术、香附、神曲、茯苓、陈皮、川芎。蒸饼为丸，每服 9g。

4. 肝郁证

症状：平素抑郁寡欢，不喜言笑，胸胁不舒或腹胀，睡眠多梦，月经偶有愆期，舌质淡红，苔白微腻或薄黄，脉弦数。

治法：疏肝解郁，理气扶脾。

方药：开郁种玉汤（《傅青主女科》）或疏肝化育汤（自制方）。

开郁种玉汤：当归、白术、白芍、茯苓、丹皮、香附、天花粉。

疏肝化育汤：即逍遥散去生姜、薄荷、白芍、甘草，加泽泻、蕲艾叶（偏寒者）、丹皮、香附。

5. 血热证

症状：形体不衰，饮食、溲便如常，唇红面赤，经前头痛头晕，咽干口苦，月经有时先期，量多质稠，舌质红或正常，苔薄黄而干，脉数。

病机：过服血热药，或血虚火盛，冲任伏热，热甚灼精。

治法：清热滋阴。

方药：清骨滋肾汤（《傅青主女科》）或清血养阴汤。

清骨滋肾汤：地骨皮、牡丹皮、麦门冬、玄参、沙参、白术、石斛、五味子。

清血养阴汤：生地黄、丹皮、杭白芍、黄柏、玄参、女贞子、墨旱莲。

（五）小结

不孕的原因很多，若月经不调的患者难于受孕，这种情况主要在于调经（针对原因施治），月经正常后自然就能受孕。至于月经大体正常，又没有特殊疾病，就要从日常生活、全身情况来考虑。总的说来，本病不外阴阳偏盛或心情不畅，影响肾和冲任的正常功能。

治疗应分清寒热虚实后辨证施治。临床上常是虚多实少，因此应着重于养肝肾，即使治实证亦应注意照顾肝肾，这是治疗不孕症应特别注意的一点。

四、阴痒

（一）概论

妇女阴道内部或外部瘙痒，甚或疼痛，不时流水，坐卧不安者，称为阴痒。《诸病源候论·妇人杂病诸候》曰："妇人阴痒，是虫食所为。三虫九虫，在肠胃之间，因脏虚虫动作，食于阴，其虫作势，微则痒，重者乃痛。"《景岳全书·妇人规》言："妇人阴痒者，必有阴虫，微则痒，甚则痛，或为脓水淋沥，多由湿热所化。"《灵枢·经脉》谓："肝足厥阴之脉……过阴器。"上述说明了发生阴痒的原因为湿热下注，亦有肝经郁热。《妇人良方大全》说："妇人阴内痒痛，此……湿热所致……若阴中有虫痒痛，亦属肝木。"又曰："妇人胸膈不利，内热作渴，饮食不甘，肢体倦怠，阴中闷痒，小便赤涩，此郁怒伤肝脾所致。"《女科经纶》引徐春甫说："妇人阴痒，多属虫蚀所为，始因湿热不已……其虫蚀阴户中作痒。"故本病主要因于湿热郁积，肝郁也可导致湿热内蕴而生虫。肝经环绕阴器，肝郁日久化热，湿热下注，风热下行，伤血化燥，血燥生风而致痒。

（二）因机详述

1. 湿热下注

《医宗金鉴·妇科心法要诀》曰："妇人阴痒，多因湿热生虫，甚则肢体倦态，小便淋沥，宜服逍遥散、龙胆泻肝汤。"《外科正宗·杂疮毒门》曰："一妇人肝经风湿下流阴器，浮肿痒甚，致抓出血不痛。"情志伤肝，肝气郁结，郁积化热，肝郁乘脾，脾虚湿盛，湿热互结，流注下焦，日久生虫，虫毒侵蚀外阴肌肤而痒痛不宁。

2. 肝郁血虚

《诸病源候论·妇人杂病诸候》言："肾荣于阴器，肾气虚……为风邪所乘，邪客腠理，而正气不泄，邪正相干，在于皮肤，故痒。"而明代张三锡在《医学准绳六要·治法汇》中主张肝经湿热下注致阴痒的同时，又指出"瘦人燥痒属阴虚"。故肝肾阴血亏损，阴虚生风化燥，阴部皮肤失养亦可致瘙痒不宁。

（三）治法治则

阴痒的病因不同，症状也有差别。湿热下注者，阴道内及外阴部有奇痒的感觉，甚或疼痛，口苦苔腻，小便赤黄，脉弦细。肝经郁热者，必有阴内瘙痒不堪，坐卧不宁，性情急躁，胁痛潮热，大便秘结等症状。刘河间曰："带下由下部任脉湿热甚，津液溢而为带下也，莫若以辛苦寒药，按法治之，使微甚者得郁结开通，湿去燥除而愈也。"故治疗宜以清热除湿为主。热去湿除，虫即失去生存的条件，病亦随之痊愈，兼用除湿杀虫之药外洗，收效尤捷。

（四）证治分型

1. 湿热证

症状：阴部瘙痒异常，时时出水，甚或疼痛，坐卧不宁，小便黄赤短涩，或淋沥不断，或便时疼痛，食欲减退，咽干口苦，心烦，睡眠不安，舌苔黄腻，脉象弦滑而数。

治法：清热除湿杀虫。

方药：加味二妙散（自制方）。

苍术 9g，黄柏 9g，土茯苓 9g，白芷 6g，蛇床子 6g，银花 12g。

加减：白带色黄量多者，加莲须 9g，贯众 9g。

2. 肝郁证

症状：妇人阴部奇痒，时发潮热，精神抑郁，性格易怒，头目眩晕，面色黄暗，或发热胁痛，或心烦不寐，饮食减少，大便干，小便黄或解而不爽，或淋沥不断，苔薄黄，脉滑细数。

治法：清肝泻火。

方药：龙胆泻肝汤（《太平惠民和剂局方》）。

龙胆草 9g，当归尾 9g，栀子 9g，黄芩 6g，车前子 9g，甘草 1.5g，柴胡 4.5g，泽泻 3g，木通 6g，生地黄 6g。

加减：偏肝郁血虚者，郁而化热，热伤血化燥，血燥生风而致痒。《医宗金鉴·妇女心法要诀》曰："妇人阴痒多因湿热生虫，甚则肢体倦怠，小便淋沥，宜服逍遥散。"治以疏肝凉血、养血息风，逍遥散（《证治准绳·女科》）加减主之：当归、白芍、柴胡、茯苓、白术、甘草、薄荷、生地黄、何首乌。附外洗方：苦参 12g，蛇床子 12g，白芷 12g，黄柏 12g，白矾 1.5g。

五、阴挺

（一）概论

妇人阴中有物下坠，挺出阴道口外名曰"阴挺"，又称"阴脱""阴菌""阴痔""阴癫"，因其多见于产后，又叫产肠不收，俗名肠脱出、茄子疾。现代医学称其为子宫下垂或子宫脱出。《景岳全书·妇人规》记载："妇人阴中突出如菌、如芝，或挺出数寸，谓之阴挺。此或因胞络伤损，或因分娩过劳，或因郁热下坠，或因气虚下脱，大都此证。当以升补元气、固涩真阴为主。"子宫阴道段的位置下垂，子宫颈与外口近于阴道口时，叫做子宫下垂。如果下垂的程度大，子宫阴道段露出阴门外时，称为子宫脱出。古人所称产（玉）门不闭者，即子宫脱垂的轻证。

（二）因机详述

本病发生的原因，多由分娩用力太过，或产后疲劳过度，或房事不慎。《近世妇科中药处方集》曰："子宫脱垂起于产褥的为多，因为产褥盆底肌肉弛缓，阴道宽阔，固定子宫的韧带亦自然弛缓，加之产妇早期起立，过度劳动，或便秘而虚坐努责等。"《妇人大全良方》曰："产后阴脱，玉门不闭，因坐产努力举动，房劳所致。"《医宗金鉴》曰："妇人阴挺，或因胞络伤损，或因分娩用力太过，或因气虚下陷，湿热下注，阴中突出一物，如蛇或如菌、如鸡冠者，即古之癫疝类也。"

1. 气虚

《诸病源候论》云："胞络伤损，子脏虚冷，气下冲则令阴挺出，谓之下脱。"素体虚弱，中气不足，分娩损伤，冲任不固，损伤冲任带脉而失于固摄，而致子宫坠落下脱。

2. 湿热

郁怒伤肝，积久不舒，肝气亢极，肝旺乘脾，脾虚则运化失常，水湿内生，湿热下注，致阴中突出长数寸，或因坠出过久，擦伤溃烂，以致阴门肿胀，溲赤而痛。

本病以气虚为主，老年者，由于韧带及骨盆底肌纤维等萎缩退化，脂肪消失，组织失其弹力而出现阴挺。

（三）治则治法

阴挺一证，从辨证来说，可分为气虚和湿热两类。从症状来说，一有肿痛，一无肿痛；一有分泌物如白带多，一有黄水淋沥。《医宗金鉴》记载："属热者，必肿痛，小便赤数；属虚者，必重坠，小便清长。"这给辨证提供了准则。

治疗阴挺应本着"陷者举之"的原则，以补气升提为主。如湿热下注，在清热利湿的方剂中，也宜注意升提下陷之气，待湿热已去，再行补气。这是治疗本病应该注意的。一般治法，气虚者宜补中益气，湿热者宜清热利湿，佐以升提，再配合外治以辅助药力，则收效较快。

（四）证治分型

1. 气虚证

症状：阴道中有物下坠，或在阴道口处，或在阴道口外，甚或坠出数寸，大如鹅卵，自觉下腹重坠，腰部酸痛，心悸，气短，坠胀，精神疲惫，尿频，便溏，带下淋沥不断，苔薄白，脉浮而虚。

治法：补气升陷，佐以养血。

方药：加味补中益气汤Ⅱ（自制方）。重者，再加固肾或温肾之药。

党参30g，白术9g，甘草3g，黄芪30g，当归6g，陈皮3g，升麻6g，柴胡4.5g，枳壳15g，益母草30g。

加减：腰痛甚者，加菟丝子12g，炒杜仲12g。

兼血虚者，症见面色萎黄，皮肤干燥，头晕目眩，便燥，脉虚细，舌淡红苔薄白，宜气血双补，十全大补汤主之（《太平惠民和剂局方》）：党参、黄芪、肉桂、白术、茯神、秦当归、川芎、熟地、芍药、炙甘草。

2. 湿热证（阴肿）

症状：阴道内有物下坠，外阴肿痛，黄水淋沥，小便热赤，解时疼痛，心烦内热，或身热自汗，口苦而干，舌红，苔黄而腻，脉弦数，不一定细。

治法：清肝泻火。

方药：龙胆泻肝汤（《女科撮要》）。

龙胆草3g，木通4.5g，泽泻6g，黄芩6g，车前草6g，生甘草1.5g，当归6g，生地黄9g，栀子9g。

加减：舌淡苔白，小便清长者，去生地黄、泽泻，加泡参9g，白芷6g，灯心草1团，水煎服；白带色黄量少者，加白芷、贯众、黄柏；兼有两胁胀痛，头晕耳鸣，手心发热，脉弦细而数者，宜平肝清热，加减逍遥散（丹皮、山栀仁、白术、柴胡、秦当归、白芍、茯神、香附、泽兰）主之，月经衍期较少用。

附：外用方

阴挺下脱属虚者，用枳壳 30g 煎水熏洗。阴挺下脱，外阴部肿痛，黄水淋沥者，用苦参 12g，黄柏 9g，白芷 6g，煎水熏洗。

六、脏躁

（一）概论

妇人无故悲泣，或哭笑无常，频频哈欠，称为脏躁。脏，指五脏；躁，指脏阴不足。精血内亏，五脏失于濡养，五志之火内动，上扰心神等，故称之为脏躁。本病的记载，最早见于《金匮要略》，书中云："妇人脏躁，喜悲伤欲哭，象如神灵所作，数欠伸，甘麦大枣汤主之。"后世医家均沿用此名。本病男女皆有，但妇女由于生理关系，发病率较男子高，故列入妇科来讨论。本病相当于西医神经官能症中的一种类型，表现可轻可重，多种多样，甚者情况严重，但无器质性病变。

（二）病因病机

脏躁者，乃脏阴不足，继而有干燥躁动之象，是五脏失养导致的情志异常，多为七情所伤，忧愁思虑，情志郁结，以致心伤血虚，心火上亢所致。《内经》曰："忧愁思虑则伤心。"又曰："心气虚则悲，实则笑不休。"心主血，心伤则血虚，血虚则火胜，火胜则上灼于肺，肺在志为悲，在声为哭，今心火灼肺，肺伤则悲伤欲哭。又心主神明，心血既虚，神无所依，故神志恍惚，犹如神灵所作。心火上亢，心肾不交，肾亦因之受病，肾为欠为嚏，所以数欠伸。总的来说，本病的病机是忧愁伤心，阴虚火盛，灼肺伤津，波及心肾而出现情志失常。

（三）治则治法

本病为内伤虚证，病在心脾肾，故虽有火而不宜苦降，虽有痰而不宜温化，当以养心滋液为主，甘润滋养以使患者情志舒畅，心胸开朗。

（四）证治分型

症状：发作时悲伤欲哭，或哭笑无常，哈欠不休，饮食时多时少，或不食，睡眠不安，大便干燥，舌红少苔，或舌中心光剥无苔，脉弦细，或大或小，迟数无常。

治法：养心滋液。

方药：甘麦大枣汤（《金匮要略》）。

甘草 30g，小麦 240g，大枣 10 枚。水煎频服。

加减：如夹痰则多见神疲倦怠，心悸气短，忧惕易惊，内热汗出，恶心干呕，脉虚细而滑。治宜滋液祛痰，淡竹茹汤（《产科心法》）主之。泡参 9g，茯苓 6g，法半夏 3g，麦门冬 15g，甘草 1.5g，竹茹 4.5g，生姜 3 片，大枣 2 枚。

卓雨农常用独特方药举隅

一、通脉大生丸

1. 药物组成

由杜仲、桑寄生、紫河车、续断、菟丝子、荔枝核、枸杞、肉苁蓉、鹿角霜、砂仁、艾叶、茯苓、当归、山药、首乌、台乌药、车前子等 17 味中药组成。

2. 功效

本方具有温肾填冲、调补气血、通畅脉络等作用。

3. 主治

本方主治妇女肾阴阳两虚，偏重于阳虚的不孕症、闭经、稀发月经、无排卵型功能失调性子宫出血（有促排卵作用）等。

4. 方义分析

肾藏精，主生殖，肾为冲任之本，冲为血海，任主胞胎。本方用肉苁蓉、菟丝子及血肉有情之品之紫河车益精血。女子以肝为先天，故又选用杜仲、续断、桑寄生同补肝肾、强腰膝；肝藏血，以当归、枸杞、首乌养血益肝。精冷胞寒亦无子，故选用鹿角霜、艾叶温肾暖胞。《妇人大全良方·产难门》提出，"妇人以血为主，唯气顺则血和"。女子气机易滞，故选台乌药、荔枝核行气活血疏肝。益精养血非一日之功，当缓缓图之，丸者缓也，故上药共为丸剂，方中多补益之药，且须缓图，虑其壅滞脾胃，故加砂仁。《名医别录》认为车前子"养阴益精，令人有子"，且车前子与山药、茯苓共奏健脾之功，与前诸药共达补肾养血、温肾暖胞之效。纵观全方温而不燥，补而不滞，用药兼顾肝脾，使肾气得充，脾胃得顾，精血得养，冲任得固，气帅血行，经水自调。卓老喜用于经闭虚证的治疗，临床疗效颇高。女子生理以肾、肝、脾为中心。肾为冲任之本，肾气盛则冲任充；肝主疏泄，肝气调则冲任调；气血为月经的物质基础，气血足则血海充盈。中医治病的关键是恢复脏腑正常的功能，脏腑功能正常，人体气血调和，则月事恢复常态。综观卓老调经诸药，重在补肾益气养血，用药兼顾肝脾，使肾气得充，脾胃得顾，精血得养，冲任得固，气帅血行，经水自调。

通脉大生片是成都中医药大学附属医院用于妇科临床50余年的重点院内制剂。

二、加减苁蓉菟丝子丸

1. 药物组成

肉苁蓉、菟丝子、覆盆子、枸杞子、桑寄生、熟地黄、当归、焦艾叶。

2. 功效

本方具有补精血，强肾气的作用。

3. 主治

本方主治婚久不孕，经期延后，量少色淡，白带清稀，腰酸痛，小腹冷，夜尿，面色晦暗，苔白润，舌质淡，脉沉细。

4. 方义分析

加减苁蓉菟丝子丸是卓老的临床经验用方，载于其所著《中医妇科治疗学》一书中。临床上常用于治疗肾气虚弱、精血不充而致冲任二脉不能相资，胞宫不能摄精受孕的不孕症。另外，还常用于肾虚冲任失养之月经后期、月经过少、闭经、痛经、月经先期、月经过多；肾虚冲任蓄溢失常之月经先后不定期、崩漏等。《傅青主女科》云："妇人受孕，本于肾气之旺。"《医学衷中参西录》云："肾旺自能萌胎也。"说明生殖的根本在于肾，故不孕多从肾论治。《妇科切要》云："妇人无子，皆由经水不调。"肾为月经之本，"经水出诸肾"，肾精充足，则精血化生有源，肾气充足，则月经潮止有节。方中肉苁蓉、覆盆子温补肾气，菟丝子补阳益阴，与他药合用，既能补肾益阴，又能补肾气助阳。枸杞子、熟地黄养血滋阴，补精益髓；桑寄生补肝肾，《大明本草》载其"助筋骨，益血脉"。诸药相须为用以增强补肾益精之功。再以熟地黄、当归补血生精以助前药之力，辅以艾叶温经散寒，收扶阳暖胞之效。由此看出，全方重在补精血而强肾气。

卓雨农典型医案举隅及浅析

一、月经过多

张某，女，14 岁，未婚，门诊号 10093，1958 年 3 月 19 日就诊于本院门诊妇科。

脉症：初潮之后即患月经过多，已 3 个月。此次流血尤甚，9 天不止。曾经他院治疗，无效。伴感心跳，头额微汗，手心热，食少，口渴，便溏，日解数次，溲正常，颜面苍白，精神委顿，舌苔薄白少液，脉浮数乏力。

病机：冲任损伤，气不摄血。

诊治：治以扶气止血之法。

方药：泡参 15g，白术 9g，乌贼骨 24g，茜草根炭 9g，焦艾叶 9g，生姜炭 15g，蒲黄炭 6g，龙齿 12g，蜜升麻 24g，广三七 15g（研末冲服）。

复诊（3 月 21 日）：谓第 1 剂药服后，心里很舒服，血即减少。第 2 剂药服后，流血情况基本停止，精神好转，惟下腹部尚有胀痛，心中微有发慌，口不渴，大便亦正常，舌苔白薄，舌心微燥，脉浮数。上方去生姜炭，加黄芪 2 钱，焦荆芥 2 钱，益母草 3 钱。服 2 剂，血止痊愈。（共服 4 剂药）

二、崩漏

廖某，女，51岁，已婚，门诊号11546，1958年4月28日就诊于本院门诊妇科。

脉症：近年来月经紊乱。此次流血淋沥不断已2月余，曾住某院治疗，血止出院。但数日后又复出血，且血量多，色黯红，血块及血水间夹，行动后流血更甚，伴头晕、心跳、小腹胀、不喜按。平时白带多，色白黏稠，腥臭。脉两寸沉细，两尺弱。

诊断：老年血崩，脾肾亏虚。

方药：黄芪12g，泡参24g，白术6g，茯神12g，怀山药15g，杜仲12g，炙升麻3g，乌贼骨30g，龙齿12g，茜草根炭9g，广三七15g（研末冲服）。

复诊（4月30日）：谓服上药后血减。前方去杜仲，加阿胶珠6g。连服2剂，血止痊愈。（共服4剂药）

卓老治疗崩漏的主要理论依据有：

1.善治血者，治其气。因为气为血帅，气能统血，气能摄血，气陷则血沉，气逆则血升，气乱则血乱。归纳起来，失血的原因不过有二：一为"血随气溢"，出现衄血、咯血、吐血；一为"气不摄血"，出现崩血、漏血、便血等。崩漏多为气虚不摄血，故在治疗时，首先应该注重补气，使能摄血，这是治本的办法。

2.运血者气也，载气者血也。气失则血不能独存，血失则气不能独化，又脾主统血。血生于水谷，《内经》说："饮食入胃游溢精气，上输于脾，中焦受气取汁变化而赤，是为血。"所以治血不但要治气，而且于治气之中必须配合调理脾胃以养血。只有气血两治，才能收到完满的疗效。对于脾不统血而致崩漏者，固脾尤为要图。

3.治疗崩漏的步骤为塞流，澄源，复归。在大出血或久出血的情况下，首先应该塞流——止血。如果不尽快止血，患者势必成脱，终不免死亡，所以要将血止住。其次就应该澄源——找出病因，然后辨证施治，达到治本，以期痊愈的目的。最后复旧——健脾胃，培补气血。当身体健，气血生时，血亦自止。这三个步骤不是绝对分开的，而是相辅为用，共同起到止血治病的作用。临床上只不过根据病情的轻重缓急和证候显现的不同，在治疗处理时有所主次和先后的分别而已。

结语：从临床实效中，说明了中医治疗疾病整体观点和辨证施治的优越性。在以补气、止血、调理脾胃为主的治疗原则下，不但达到了迅速止血的目的，而且能够治好病，获得相当高的治愈率。

本案源于中医研究班学员张敦佳：卓雨农治疗崩漏（子宫出血）26例疗效初步小结

三、闭经

刘某，女，30岁，河北保定人，机关职员，1955年2月11日初诊。

脉症：停经2年，伴潮热骨蒸。患者14岁月经初潮，周期28～30天，经期3～5天，量中等，每次用草纸10张左右。平时白带少，结婚11年未生育。于1952年4月开始月经紊乱，周期20～40天，经量减少，但精神饮食尚无大碍，未予注意。至1953年春即呈现头昏人倦，郁闷善怒，月经完全停闭，间有白带。经北京协和医院及红十字会医院等检查，诊断为女性生殖器结核，使用链霉素、黄体酮等治疗约1年，未见效。又转重庆西南医院治疗半年余，亦无起色。1954年秋又转成都某医院治疗，诊断同前，仍用抗结核治疗，无显效，乃于1955年2月改求中医治疗。此时患者消瘦，精神欠佳，颜面潮红，两颧发赤，心情烦躁，头昏耳鸣，皮肤干燥，乳房萎缩，阴道壁亦呈枯萎现象，白带全无，夜间身热骨蒸，仅能盖以薄被，食欲欠佳，大便时溏，舌红而瘦小，无苔，脉象虚数，间有弦象。

病机：脉症相参，乃肝郁气滞，损伤心脾，心脾血虚，营阴暗耗，冲任不盛，而成血枯经闭。

诊断：血枯经闭。

治法：先予养阴清热、柔肝解郁为治，继用调理脾胃、滋养肝肾图之。

方药：加减青蒿鳖甲汤（自制方）加减。

青蒿9g，生鳖甲15g，丹皮9g，郁金4.5g，麦门冬9g，制首乌15g，茯神12g，谷芽12g，地骨皮12g，杭白芍9g。4～6剂。

复诊：服上方 6 剂，诉潮热大减，烦躁稍安，睡眠较好，舌仍无苔，脉虚细而数，仍有弦象。前法已获小效，宜踵进之。上方去丹皮，加干地黄 12g，山栀仁 9g。

三诊：上方服 4 剂，潮热已微，头晕耳鸣大减，惟烦躁与食欲改变不大。患者虚热虽除，心脾营阴未复，再予原方加减。第一方去青蒿、鳖甲、麦门冬，加怀山药、莲米以实脾土，枣皮、柏子仁以滋血柔肝养心。仍服 4～6 剂。

四诊：上方服 8 剂，饮食增进，烦躁大减，二便正常，就诊时精神比较愉快，苔薄，脉虚细数，未见弦象。患者肝郁虽解，营阴未复，宜调理脾胃，兼滋肝肾、资化源、生精血以培其本，以期康复，参术六味丸加减。沙参 15g，怀山药 12g，白术 9g，茯苓 9g，干地黄 12g，山萸肉 9g，丹皮 9g，柏子仁 9g，丹参 12g。每周 4～6 剂，连服 2 周。

五诊：上方每周服 6 剂，连服 2 周，精神食欲恢复正常，皮肤已较润泽，乳房及阴部萎缩现象亦有改善，仍宗原法缓图。原方加三倍量，并加胎盘粉 120g，蜜丸。每天服 3 次，每次 9g，有外感时停服。如服药后无特殊不适，可服 2～3 月。

六诊：上方服 2 月余，乳房及阴部萎缩完全恢复正常，阴道分泌物亦转为正常，眠食均佳，仅面部偶有潮红，但一瞬即过，舌质正红，苔薄白，脉细数微弦。患者营阴虽复，气血仍有瘀滞，拟于滋养肝肾方中，佐行气和血之品。方药：熟地黄 9g，枸杞 9g，山萸肉 9g，秦当归 6g，香附 9g，郁金 4.5g，三棱 6g，莪术 6g，泽兰 15g。煎服，每周 4～6 剂，可服 2～3 周。

七诊：上方服 2 周后，即觉小腹轻微胀痛，阴道有淡红色分泌物排出，量少，舌脉如前。前方去山萸肉，加丹参 9g，川芎 6g，白芍 9g，经尽后停服。

八诊：上方服 3 剂，阴道淡红色分泌物即尽，共来 4 天，色淡，量少，苔正常，脉细而弦，仍本前法缓图。十味香附丸加减：香附 120g，秦当归 30g，熟地黄 30g，炒白芍 30g，川芎 30g，泡参 30g，白术 15g，陈皮 15g，枸杞 15g，泽兰 9g，甘草 6g。上药研为细末，炼蜜丸，每丸重 9g，早晚各服 1 丸，白开水下，长期服。

九诊：服上丸药方才 20 天，阴道又流血色分泌物，较前次色红，量稍多，小腹微有胀痛，余无不适，舌正常，脉微弦。月经已潮，再予原方继服，以期善后。

通过上方半年多的调理，患者月经完全恢复正常，全身情况亦已复原，病告痊愈。

按语： 本例停经 2 年，伴骨蒸潮热，西医诊断为女性生殖器结核，经用抗结核治疗无显效。本病属中医阴虚血燥型闭经，阴血亏虚，血海涸竭，无血以下，渐致虚劳闭经。造成血虚阴亏的病机为肝郁气滞，心脾两虚。患者婚后多年不育，其心情抑郁可知，肝郁伤脾，化源日少，无以奉心化血，心脾血虚，日久阴亏血少，血海无余而致血枯经闭。

卓氏治疗本病先予养阴清热、柔肝解郁为第一步。待潮热烦躁减轻，再予调理脾胃，兼治肝肾以资化源，生精血。中间加入胎盘粉，以血肉有情之品大补气血，填精髓。待其症状消除，精神恢复，仅月经未通时，再予滋养肝肾方中佐以活血痛经之品，使肝肾气足而天癸充，气血调和而经水通。服药十余剂，月经开始来潮，病已基本向愈，乃改十味香附丸加减，做丸缓服，以善其后，又经半年余，始完全恢复健康。此案说明虚证闭经的治疗原则是补而通之，切不可不分虚实，滥用攻破方药。如《景岳全书·妇人规》曰："血枯之与血隔，本自不同。盖隔者，阻隔也；枯者，枯竭也。阻隔者，因邪气之隔滞，血有所逆也；枯竭者，因冲任之亏败，源断其流也。凡妇女病损，至旬月半载之后，则未有不闭经者。正因阴竭，所以血枯，枯之为义，无血而然。……欲其不枯，无如养营；欲以通之，无如充之，但使雪消则春水自来。"

曾倩运用卓雨农经验之临证录及浅析

一、月经先期

卓老认为，月经先期不外气虚、血热、肝郁、血瘀四途，并常与月经量多同见，失治误治可发展为崩漏之患。气虚者，常选四君子汤、二至丸、乌茜汤合方加减；血热者，多用加减清经散或两地汤合丹皮、栀子等同用；肝郁者，常取丹栀逍遥散化裁；血瘀者，多取牛膝散化裁。现将卓老治疗月经先期的临床验案介绍如下：

病案：任某，女，13岁，否认性生活。

初诊：2016年7月14日。

主诉：初潮后，月经周期时而提前时而推后2年，以月经周期提前居多。

临床表现：患者11岁初潮，经期7天，周期15～40天，近期以20～23天为主。现月经周期以提前为主，量偏多，色鲜红，夹血块，无痛经。LMP2016年6月24日，7天净，量中，色鲜红，无痛经。目前为月经周期第21天。患者怕冷，冬天尤甚，无疲倦、脱发，偶口干，无口苦，性急易怒，纳眠可，二便调。舌红苔薄黄，脉弦。性激素及腹部彩超未见明显异常。

诊断：月经先后不定期（月经先期为主）之肾虚肝郁血瘀证。

治法：补肾疏肝，活血调周。

方药：二至丸、乌茜汤合寿胎丸加减。

墨旱莲20g，女贞子20g，海螵蛸15g，茜草炭10g，荆芥炭10g，菟丝子15g，桑寄生15g，续断20g，百合30g，桑椹30g，益母草10g，薏苡仁30g。共8剂，2日1剂，1日3次，水煎服。

二诊（7月24日）：LMP7月22日，此为经行第3天，量中，色鲜红，夹血块。上次月经周期为28日，药后无特殊不适。现症见性急易怒、口干、舌质红、舌薄黄、脉弦等表现，治以滋阴益肾、凉血止血。以加参阴煎、二至丸合乌茜汤加减主之：南沙参30g，生地黄10g，地骨皮15g，黄芩10g，盐黄柏10g，山药15g，续断20g，酒白芍15g，蜜甘草5g，女贞子20g，墨旱莲20g，海螵蛸15g，茜草炭10g，蒲黄10g，荆芥炭10g。共8剂，2日1剂，1日3次，水煎服。

三诊（8月9日）：服药后口干等症状减轻，现为月经周期第19天，结合患者怕冷、经行夹块、舌质红、苔薄黄的表现，再治以补肾益气、养阴活血，以二诊方加丹参10g。共12剂，2日1剂，1日3次，水煎服。

四诊（9月3日）：LMP8月19日，经量适中，色暗红，血块减少，现为月经第15天，上次月经周期为28天。药后怕冷等症状较前减轻，继以上方服用12剂，月经周期逐渐恢复至27～28天。

按语：《傅青主女科》曰："夫经水出诸肾，而肝为肾之子，肝郁则肾亦郁矣，肾郁而气必不宣，前后之或断或续，正肾之或通或闭耳。"卓老认为，肾藏精而系胞，通诸经之血，为冲任之本。肾为肝之母，主闭藏，肝为肾之子，主疏泄，二者一开一阖，互相依存，互相制约。曾医师遵卓老重肝肾、调气血、肾为封藏之本的思想，临证注重补肾疏肝、调和气血。患者13岁，肾气不足，天癸未充，又兼肝郁为患，故以菟丝子、桑寄生、续断补肾气、固冲任，荆芥、百合疏肝柔肝。《景岳全书·妇人规》曰："然先期而至，虽曰有火，若虚而夹火。则所重在虚。当以养营安血为主。"故以二至丸滋补肝肾，养血调经。经血量多，则以茜草炭化瘀止血，乌贼骨收敛止血，以助肾之闭藏，两药一活一收，活中有止。二诊时肾精肝阴稍得养，然口干、经量多、色鲜红等阴虚血热之象明显，故再治以滋阴益肾、凉血止血。然《景岳全书·妇人规》曰："矧亦有无火而先期者，则或补中气，或固命门，皆不易过用寒凉也。"故以加参保阴煎、二至丸合乌茜汤化裁。生地黄、熟地黄滋肾养阴清热，少量黄芩、黄柏清热凉血，怀山药、甘草健脾和中以补中气，助阴血化生，蒲黄、荆芥炭加强止血之功。三诊时患者诸症皆有减轻，然仍有血热血瘀之象，前方加活血凉血、调经止痛之丹参。四诊时患者月经周期及经量经色趋于正常，继服上方巩固疗效。

二、缺乳、乳汁不行

缺乳、乳汁不行之治，卓老强调当重视益气养血通络之法，在辨证论治的同时，喜用圣愈汤加减，配以丝瓜络、王不留行、猪蹄、穿山甲等通络之品，常取得较为理想的疗效。现将运用卓老的经验治疗缺乳、乳汁不行的临床验案分享如下。

病案：姚某，女，25岁，已婚。

初诊：2013年4月20日。

主诉：产后乳汁量少质稀10天。

临床表现：患者足月顺产1子，产后3日乳汁自下。因平素体弱，产后10天，乳少质稀，乳房柔软，动则汗出，食少乏力，大便尚可，尿频，舌质淡红，苔白，脉细弱。

诊断：气血虚弱，乳源不足之缺乳。

治法：补益气血，养血增乳。

方药：圣愈汤加减。

炙黄芪30g，当归10g，川芎10g，酒白芍15g，熟地黄10g，南沙参30g，丝瓜络15g，王不留行10g，炙甘草5g。8剂，2日1剂，1日3次，水煎服。并佐当归黄芪猪蹄汤加花生米食疗。

服3剂后，诉纳食增加，身体有力，汗出减少，乳汁较前增多。服药5剂后，诉纳佳，尿频症状消失，乳房饱满，乳汁充足，能满足乳儿需求。

按语： 卓老认为乳汁为精血所化生，产后缺乳多因产后气血亏虚，乳汁化源不足，或肾精亏损，冲任气血衰少，无精血化生以致乳少。曾医师宗卓老之意，辨证论治，以圣愈汤加减。方中黄芪大补脾肺之气以滋源源，气旺血生，此乃循"气为血之帅"之义，且符合傅青主"夫乳乃气血之所化而成也……气之所化为尤速"之义。"有形之血生于无形之气"，故方中使用了卓老善用之药对——黄芪、当归。当归补血活血，血以化气，气血互生；白芍、熟地黄滋阴养血；川芎为血中气药，活血通络，助气血之运行。据现代药理研究，丝瓜络、王不留行、穿山甲为通络下乳之要药，但基于保护野生动物立场，故仅用丝瓜络、王不留行，并加之食疗方——当归黄芪猪蹄汤加花生米以加强补益气血、通络下乳之功，取得了较为理想的疗效。

三、月经过少

卓老认为，月经过少有虚有实，虚则有血虚脾虚，实则有血瘀痰阻。卓老临证时，血虚证喜用当归补血汤，肾虚证喜用加减菟丝子化裁，酌加丹参、鸡血藤、泽兰、制香附等。卓老特别强调：熟地黄当用砂仁拌炒以减其滋腻；红泽兰入血分，血证调经常用，青泽兰善于清解，咽痛多加。现将运用卓老思想之验案介绍如下：

病案：何某，女，28岁，已婚。

初诊：2015年11月23日。

主诉：2次胎停清宫术后，末次术后月经量少1年余。

临床表现：患者既往月经规律，14岁初潮，周期$\frac{7}{29\sim30}$。1年前胎停清宫术后月经量逐渐减少。现月经周期$\frac{5}{26\sim35}$天，量少，色暗夹黏液。LMP2015年11月20日，现为经行第4天，量少，色暗夹黏液，无腹痛腰酸。平素怕冷，脱发，记忆力下降，无疲倦，口苦，偶口干口臭，性急易怒，纳寐可，大便调，夜尿1次，舌红苔白，脉弦滑。

诊断：①肾虚肝郁、血瘀夹湿证之月经过少。②复发性流产。

治法：补肾疏肝，祛瘀化湿。

方药：当归补血汤合五子衍宗丸加减。

当归10g，蜜炙黄芪30g，枸杞子15g，菟丝子15g，覆盆子15g，醋制柴胡10g，酒白芍15g，茯苓15g，炙甘草5g。6剂，2日1剂，1日3次，水煎服。经期每剂加入鸡血藤15g，大血藤15g，茺蔚子15g；平时每剂加入百合20g，三七花5g，共煎服。

建议患者查甲状腺功能、胰岛素分泌试验及经期女性激素六项，要求严格避孕2个月。

二诊（12月8日）：月经周期第19天，药后大便时干时稀，查激素示卵巢储备功能不良，根据患者嗜食辛辣、性急易怒、怕冷、多梦、腰骶酸痛等表现，治以补肾填精、疏肝安神，以当归补血汤合加减苁蓉菟丝子丸化裁。药用：当归10g，蜜炙黄芪30g，菟丝子15g，肉苁蓉10g，枸杞子15g，酒白芍15g，山茱萸15g，山药15g，熟地黄15g，茯苓10g，甘草5g，首乌藤30g，桑椹25g，百合30g，玄参10g，三七花5g。8剂，2日1剂，水煎服。

三诊（12月29日）：LMP2015年12月20日，药后经期无夹黏液症状，多梦症状消失，大便干结。根据患者口臭、咽痛、性急、夜尿1次等表现，再治以补益脾肾、疏肝清热。以二诊方去百合，加薄荷10g，青泽兰10g，更桑椹剂量为30g。14剂，2日1剂，1日3次，水煎服。

四诊（2016年1月23日）：LMP2016年1月14日，药后月经量较前增多，经色鲜红，无血块；手足怕冷症状较前改善，夜尿缓解。根据患者食欲下降、易醒、口臭、记忆力下降等症状，再治以补肾健脾、滋阴清热安神，继以上方为基础进行加减。药用：当归10g，黄芪30g，酒白芍10g，山茱萸15g，山药15g，熟地黄15g，枸杞子15g，茯苓10g，甘草5g，砂仁5g，莲子15g，女贞子15g，地骨皮15g，鳖甲10g，菟丝子15g，三七花5g。4剂，2日1剂，1日3次，水煎服，先服；再以安胎2号方，药用菟丝子15g，桑寄生10g，续断20g，地骨皮15g，生地黄10g，黄芩10g，盐黄柏10g，山药15g，生白芍10g，蜜甘草5g，炒白术20g，枸杞子10g，桑椹20g，百合20g。2剂，2日1剂，1日3次，水煎服，后服。若未孕，继以上述方案水煎服2月，月经量逐渐增多至基本正常，经色鲜红。

按语：卓老认为，月经过少多因血虚、脾虚、痰阻、血瘀之故。脾虚则水谷不化，气血乏源导致经血量少；气虚推动无力，血行不畅成瘀，阻滞经血而月经量少；脾虚水湿不化而痰生，阻滞气血运行而致经行不畅月经量少。患者居处西南多湿之地，且精神压力明显，以肾虚肝郁血瘀兼湿、郁为患。故初诊时未予温阳耗散之肉苁蓉、滋腻碍脾之熟地黄等，而予当归补血汤合五子衍宗丸加减以补肾疏肝、祛瘀化湿。方中枸杞子、菟丝子、覆盆子滋补肝肾之阴；白芍配柴胡疏肝解郁，养阴柔肝，合当归则养阴活血补血；茯苓健脾除湿；黄芪益气当先，从气升阳、以气行津、行气开郁，是以为意也。二诊时，肾精肝阴稍稍得养，且湿患渐弱，适予肉苁蓉从阳引阴，故曾医师宗卓老之思想，以当归补血汤合加减苁蓉菟丝子丸化裁治之。此次患者精神症状较为突出，故酌加安神畅情之品。此外，鸡血藤有养血活血、通络调经之功，经期常加之以倍其效。泽兰有红、青之分，红泽兰入血分，功用活血调经，血证调经常用；青泽兰善于清解，咽痛多加。三诊时的用药加减即彰此义。因砂仁有化湿开胃、温脾止泻之功，卓老常以砂仁拌炒熟地黄以减其滋腻，和其脾胃，曾医师于病案四诊中配伍即显其妙用。

四、崩漏

崩漏分为崩中和漏下，卓老认为崩漏属于血病，尤其与肝脾两脏有密切关系，因为脾统血，肝藏血，血之能统全赖于脾，血之能藏全赖于肝。崩漏原因虽多，仍不外热虚瘀郁。崩漏的治疗，卓老以止血为要。先贤有言：气为血之帅，治血先治气。故卓老强调，止血当以益气塞流为要法，必要时佐以养阴、清热、活血止血、炭涩之法等。临证喜用扶脾舒肝汤、举元煎加减化裁，择用生地黄、女贞子、墨旱莲、夏枯草、地骨皮、槐花、蒲黄、阿胶珠、龙骨、贯众炭、炮姜炭等。此外，因当归有活血动血之功，故崩漏一证，卓老较少选用。现将临证运用卓老治疗崩漏经验的验案介绍如下。

病案：杨某，女，18 岁，学生，否认性生活史。

初诊：2016 年 5 月 14 日。

主诉：阴道不规则出血 35 天。

临床表现：患者既往月经规律，13 岁初潮，周期 $\frac{7}{28}$。近 5 年月经周期 $\frac{7}{35}$，量中，色红，无块，经行第 1 天小腹隐痛，经前乳胀。LMP2016 年 4 月 10 日，至今 35 天未净，量中，并逐渐减少，颜色由红逐渐变为咖啡色，夹少量血渣，无异味。经行第 1 天小腹隐痛，经前乳胀，伴腰酸。平素怕冷，易疲倦，四肢疲乏，时感头晕，偶口干，性急易怒，纳差，生活不规律，晚睡（00：00 以后），大便调，小便黄，舌红苔白，脉弦细。查血常规未见明显异常。

诊断：肝郁脾虚之崩漏。

治法：培土抑木，佐以止血。

方药：扶脾舒肝汤加减。

党参 30g，白术 20g，茯苓 15g，柴胡 10g，白芍 15g，蒲黄炭 10g，血余炭 10g，龙骨 20g（先煎），郁金 20g。4 剂，2 日 1 剂，1 日 3 次，水煎服。嘱患者调整作息。

二诊（5 月 29 日）：LMP2016 年 4 月 10 日，患者服药 4 剂后阴道出血止，食欲、情绪有所好转。患者仍怕冷，手脚凉。治以健脾益气、补肾固冲，方用举元煎合寿胎丸加减：南沙参 30g，炙黄芪 20g，炒白术 20g，炙甘草 5g，升麻 5g，菟丝子 15g，桑寄生 15g，续断 20g，桑椹 30g，柴胡 10g，白芍 15g，生地黄 10g。8 剂，2 日 1 剂，1 日 3 次，水煎服。

三诊（7 月 8 日）：LMP：2016 年 6 月 27 日，7 天净。药后怕冷症状缓解，无乳胀、腰酸，精神好转。继以上方服用 2 月余。现月经周期、经期、经量恢复正常。

按语：李太素曰："崩为急症，漏为缓症。"崩者如山岳崩颓，经血忽然大下，为"血崩"或"崩中"；漏者如屋顶漏水，经血淋沥不尽，为"经漏"或"漏下"。卓老将崩漏一证归于血证，认为与肝脾关系密切。脾统血，肝藏血，承《内经》"气为血之帅，血为气之母"，故崩漏之治，卓老亦重调和气血。本证患者初诊时出血淋沥已久，乃久漏之重证，曾医师宗卓老止血为要的思想，先着眼于塞流止血，选用扶脾舒肝汤为主方，"有形之血难以速生，无行之气所当急固"，故以党参、白术、茯苓，取四君子汤之义，收健脾补中、益气摄血之效；柴胡伍白芍，疏肝解郁、养阴柔肝，两者相合，乃发挥"肝体阴而用阳"之妙；郁金可增强柴胡疏肝之功，使郁结散而漏自止。二诊时血已止，患者情绪好转，食欲渐好，脾肾两虚症状明显，曾医师认为此时病已向愈，但气血未复，须培补气血，澄源复旧并进，故以举元煎合寿胎丸为主方。南沙参、炙黄芪、炒白术补气健脾以生血，菟丝子、桑寄生、续断、桑椹补肾固冲以调经；因出血日久阴血暗耗，恐阴不制阳，内热滋生，故加生地黄以滋阴清热。

五、闭经

卓老认为，闭经有虚有实，对于闭经偏虚之证，卓老在辨证论治的基础上，喜用益气补冲汤加减，并常配用通脉大生片以温肾填冲、调补气血、通畅脉络。通脉大生片温而不燥，补而不滞，用药兼顾肝脾，使肾气得充，脾胃得顾，精血得养，冲任得固，气帅血行，经水自调。现将临证运用卓老经验的验案分享如下。

病案：陈丽琦，女，22 岁，军人，未婚，否认性生活史。

初诊：2016 年 3 月 17 日。

主诉：月经周期推后 9 年余，停经半年。

临床表现：患者既往月经不规律，13 岁月经初潮，周期 3 个月到 1 年余，经期 7 天，量中，色暗红，无血块，腰酸，无腹痛及乳胀。LMP2015 年 9 月 21 日，7 天净，量中，色暗红，余同既往。PMP2015 年 4 月。平素白带量中，色白，无异味及阴痒。现症见畏寒，压力大，大便先干后溏，口干，纳眠可，舌质红，苔薄白，脉弦滑。

诊断：脾肾两虚兼肝郁之闭经。

治法：补肾扶脾，疏肝调经。

方药：益气补冲汤加减。

枸杞子 10g，菟丝子 15g，覆盆子 10g，醋竹叶柴胡 10g，酒白芍 15g，南沙参 30g，炒白术 15g，茯苓 10g，炙甘草 5g，陈皮 10g，桑椹 30g，当归 5g，炙黄芪 30g，红曲 6g，山药 15g，紫河车 6g。8 剂，水煎服，2 日 1 剂，1 日 3 次。

服用通脉大生片，另予耳穴贴压、穴位贴敷、埋针等特色治疗，嘱患者适当缓解压力，调畅情志，注意休息。

二诊（3 月 31 日）：药后月经仍未来潮，怕冷改善，大便改善不明显，余无不适，舌质红，苔薄白，脉弦滑。治以补肾健脾、益气养血，在上方的基础上加用四物汤活血调经。方药：枸杞子 10g，菟丝子 15g，覆盆子 10g，苍术 10g，香附 10g，南沙参 30g，炒白术 15g，茯苓 10g，炙甘草 5g，当归 10g，川芎 10g，酒白芍 15g，生地黄 10g，炙黄芪 30g，红曲 6g，薏苡仁 30g，紫河车 6g。14 剂，水煎服，2 日 1 剂，1 日 3 次。

三诊（4 月 28 日）：现停经 7 个月，药后大便溏改善，易疲倦，舌质红，苔薄白，脉弦滑。以二诊方去薏苡仁，加桑椹 30g，柴胡易苍术，更炒白术剂量为 30g。13 剂，水煎服，2 日 1 剂，1 日 3 次。

四诊（6 月 9 日）：现停经 9 个月，药后大便成形，舌淡红，边有齿痕，苔薄白，脉弦滑。2016 年 5 月 18 日 B 超示：内膜厚 0.45cm（单层）。自诉近期有拉丝状白带。治以补肾健脾、活血调经，以二诊方去红曲、薏苡仁，加益母草 10g，桑椹 30g，更炒白术剂量为 30g。方药：枸杞子 10g，菟丝子 15g，覆盆子 10g，苍术 10g，香附 10g，南沙参 30g，炒白术 30g，茯苓 10g，炙甘草 5g，当归 10g，川芎 10g，酒白芍 15g，生地黄 10g，炙黄芪 30g，益母草 10g，桑椹 30g，紫河车 6g。16 剂，水煎服，2 日 1 剂，1 日 3 次。

五诊（7 月 28 日）：现停经 10 个月，大便稍难解，先干后稀，舌淡红，边有齿痕，苔薄白，脉弦滑。2016 年 6 月 10 日腹部 B 超示双侧卵巢呈多囊样改变；P1.14ng/mL。以四诊方去桑椹，加薏苡仁 30g。16 剂，水煎服，2 日 1 剂，1 日 3 次。

六诊（9 月 22 日）：药后月经来潮，现为月经周期第 3 天，量偏多，色深红，无血块，小腹隐痛，可忍受，乳房胀痛，腰酸，腹泻，眠差，舌质暗红，苔薄白，脉细滑。先予加减人参养营汤补肾固冲、健脾养心安神。方药：菟丝子 15g，桑寄生 15g，续断 10g，柴胡 10g，酒白芍 15g，南沙参 30g，炒白术 15g，茯苓 10g，炙甘草 5g，益母草 10g，茜草炭 10g，莲子 20g，荆芥炭 10g，紫河车 6g。4 剂，水煎服，2 日 1 剂，1 日 3 次。再以益气补冲汤加减补肾健脾、活血调经。

方药：枸杞子 10g，菟丝子 15g，覆盆子 10g，苍术 10g，香附 10g，南沙参 30g，炒白术 30g，茯苓 10g，炙甘草 5g，当归 10g，川芎 10g，酒白芍 15g，生地黄 10g，炙黄芪 30g，益母草 10g，薏苡仁 30g，紫河车 6g。12 剂，水煎服，2 日 1 剂，1 日 3 次。

按语：《傅青主女科》云："经水出诸肾，肝为肾之子，肝郁则肾亦郁。"卓老认为，补肾益精乃调经之本，肾气盛肾精足，自然盈满而化经水。养血益气、资血之源是调经的基础，源盛则流畅。肝气条达是调经的关键，肝之疏泄正常，血海按时满溢。本案中患者自初潮后月经不规律，先天肾气肾精亏虚，肾藏精，主生长发育，为先天之本。患者职业为军人，长期进行剧烈体能训练，压力过大，导致肝郁，肝郁气滞，失于疏泄条达，肝郁乘脾，脾胃运化失常，故见大便先干后稀。血行不畅，日久及肾，精血互生匮乏，冲任失调而至闭经。曾医师传承卓老重视肾、气血之思想，对于闭经脾肾两虚兼肝郁之证，拟益气补冲汤加减以补肾扶脾、疏肝调经。方中枸杞子、菟丝子既能补肾阳，又能益阴精，阴中有阳，补而不峻，温而不燥；覆盆子滋补肝肾，涩精缩尿，为滋补肝肾之要药；小剂量柴胡以达疏肝解郁之效，白芍柔肝敛阴；脾胃为后天之本，气血生化之源，以四君子汤健脾益气以资化源。此外，患者在服中药的同时配用通脉大生片以温肾填冲、调补气血、通畅脉络。

六、经行吐衄

卓老认为，经行吐衄多由阴血亏虚于下，阴不涵阳，血随气逆，阳络受伤所致。治疗在辨证论治的基础上，多注意养阴清热、引血下行之法。养阴清热常选生地黄、北沙参、麦门冬、黄芩等；引血下行常用川牛膝、降香等，同时配用藕节、侧柏炭等止血之品，忌用升提之柴胡等。现将运用卓老治疗经行吐衄的临床验案介绍如下。

病案：何某，女，34 岁，已婚。

初诊：2014 年 10 月 20 日。

主诉：月经提前伴经期咯血、鼻出血半年。

临床表现：患者既往月经规律，12 岁初潮，周期 $\frac{5\sim6}{29\sim31}$ 天。近半年月经周期 $\frac{4\sim5}{21\sim24}$ 天。LMP2014 年 10 月 19 日，量中，色黯红，夹血块，伴咯血、鼻出血，量少，色鲜红，腰酸，无腹痛。平素怕热，咳嗽，夜间甚，少痰，口干，手足心热，易汗出，记忆力下降，脱发甚，纳可，眠差，大便干，小便可。舌红苔薄白，脉细数。

诊断：①月经先期；②肺肾阴虚证之经行吐衄。

治法：滋阴润肺，引血下行。

方药：清肺润燥汤加减。

桑叶 10g，杏仁 10g，前胡 10g，玄参 10g，麦门冬 10g，百合 20g，熟地黄 10g，枸杞 10g，降香 6g，泽兰 15g，三七粉 5g，侧柏炭 10g，香附 10g。6 剂，2 日 1 剂，1 日 3 次，水煎服。建议患者行纤维支气管镜检查。

二诊（11 月 9 日）：LMP2015 年 11 月 9 日。药后咳嗽缓解，经前乳胀，经期少量咯血、鼻出血，大便改善，仍手心热，易汗出。纤维支气管镜检查未见明显异常。治以滋阴清热益气，上方熟地黄改为生地黄，加玄参 10g，桑椹 30g，黄芪 10g，8 剂，2 日 1 剂，1 日 3 次，水煎服。

三诊（12 月 7 日）：LMP：2015 年 12 月 5 日，现为月经周期第 3 天，量中，药后无经期咯血、鼻出血，无明显咳嗽，睡眠改善，舌质红苔薄黄，脉弦细。继以上方去三七粉、侧柏炭，8 剂，2 日 1 剂，1 日 3 次，水煎服。患者继服上方 6 剂，无咳嗽，月经周期正常，经期无咯血、鼻出血。

按语：《叶天士女科》曰："因经期之前，相火内炽，变为血热而吐衄。"卓老认为，气热则血热，气升则血升，经行吐衄多责之血热气逆，同时与肝肺肾关系密切。肝经郁热，逼血妄行；燥热伤肺，血液外溢；阴虚内热，伤及血络，均可导致迫血妄行的吐衄症状。此病的原因虽不外血热气逆，但不同证型应采用不同的方药。患者初诊时以咳嗽、咯血、鼻出血为主，曾医师遵循卓老"清热降气，阴血下行"的大法，本着"急则治其标"的原则，采用滋阴润肺、引血下行之法，以清肺润燥汤化裁。杏仁、前胡、熟地黄、麦门冬、百合共奏滋阴清热润肺、降逆止咳之功；降香引血下行，善降血中之逆气，气降而血亦随之下降；泽兰活血通经而开下路之壅塞，使倒行逆上之经血自然下行；侧柏炭、三七粉祛瘀止血生新，清热安神；配伍健脾理气之香附，防止滋阴清热之药滞脾胃运化。二诊时阴虚稍有改善，因肾阴为诸阴之本，故此次治疗重视疏肝补肾阴。继以上方，加玄参使热去而阴不伤，血安则经自调；配伍桑椹滋肾阴补血；生地黄养阴生津，清营血分之热；气为血之帅，以黄芪补气润肺，气顺则血液运行正常。三诊时患者咳嗽好转，经期无咯血、鼻衄，继以上方去三七粉、侧柏炭止血之品，以疏肝滋阴，巩固疗效。

七、带下病

卓老认为，带下病寒热虚实皆可见到，治疗不外温清补涩四途，但应先予以分辨。有经无带、有带无经，若经带夹杂者，非赤白带也。用药当重视升阳除湿之法，因无湿不成带故也。对于白带带下量多，质稠臭痒，头晕疲倦而属湿热者，卓老喜用止带方以治之，并常配伍升阳除湿止带之白芷以提高疗效。带下似血非血而呈赤色黏液之赤带，卓老在辨证用药的基础上常喜加贯众炭一物，以增加疗效。现将运用卓老治疗带下病经验的临床验案分享如下。

病案：何某，女，33岁，已婚。

初诊：2015年6月22日。

主诉：白带量多、异味伴外阴瘙痒1年余。

临床表现：患者既往月经规律，14岁初潮，周期$\frac{5}{28\sim30}$。有2次人流史。LMP2015年6月8日，5天净，量少，色红夹少许血块，经期第1~2天小腹隐痛，腰痛，经前乳胀。白带量多，色青黄，有异味，外阴瘙痒，自觉外阴、阴道干涩疼痛。性急易怒，易疲倦，纳差，眠可，常口干，面部长斑，平素怕冷，压力大，小便少，便秘，舌红苔薄黄，脉弦。妇检：外阴（－）；阴道通畅，黏膜充血；宫颈正常大小，光滑，无接触性出血，有触痛，后穹隆粗糙；子宫后位，后壁粗糙，无压痛；附件（－）。

诊断：脾虚肝郁夹湿热证之带下病。

治法：健脾疏肝，祛湿止带。

方药：止带方合蒲翘四物汤加减。

盐黄柏10g，醋竹叶柴胡15g，苍术10g，薏苡仁25g，蒲公英15g，连翘10g，熟地黄10g，川芎10g，当归10g，酒白芍15g，枳壳15g，丹参10g，琥珀

10g，夏枯草 15g，炒白术 20g，蜜甘草 5g。8 剂，2 日 1 剂，1 日 3 次，水煎服。

嘱患者查白带常规、阴道彩超、血常规。予以妇安宁栓、白黄苦参洗液及甲硝唑栓外用。

二诊（9 月 7 日）：LMP2015 年 8 月 24 日。自觉左侧外阴胀痛，偶伴瘙痒，药后经量有所增加，白带时稠时稀，小便调，大便仍不成形。白带常规：清洁度 IV°，查见滴虫。根据患者性急，怕冷，易疲倦，白发多，身热，大便不成形等表现，治以健脾疏肝、燥湿清热止带，以完带汤合四妙散加味。药用：炒白术 20g，苍术 10g，陈皮 10g，南沙参 30g，车前子 10g，醋竹叶柴胡 10g，酒白芍 15g，山药 15g，荆芥炭 10g，蜜甘草 5g，川牛膝 10g，盐黄柏 10g，薏仁 25g，橘皮 15g，红曲 6g。8 剂，2 日 1 剂，1 日 3 次，水煎服。

另予白黄苦参洗液清洗外阴，妇安宁栓、甲硝唑栓各 1 粒塞阴，1 日 1 粒，连用 7 天，甲硝唑片 1 次 1 粒（0.2g），口服，1 日 2 次，连用 7 天。

三诊（12 月 28 日）：LMP2015 年 12 月 6 日。白带量中，色白，外阴瘙痒，月经量偏少，有血块，小腹隐痛可忍受，伴腰酸痛。根据患者口干，大便不成形质黏，2 ~ 3 天 1 次等症状，拟方两则，嘱患者未孕服用。一诊方去丹参、夏枯草，加鸡血藤 15g，大血藤 15g。4 剂，2 日 1 剂，1 日 3 次，水煎服。继用健脾除湿、清热化瘀的四君子汤合四妙失笑散加味。药用：南沙参 30g，炒白术 20g，茯苓 15g，蜜甘草 5g，川牛膝 10g，盐黄柏 10g，薏仁 25g，苍术 10g，蒲黄 10g，五灵脂 10g，荆芥 10g，三七花 5g，扁豆 20g，浙贝母 15g。4 剂，2 日 1 剂，1 日 3 次，水煎服。复查白带常规：III°，查见霉菌。

四诊（2016 年 1 月 18 日）：LMP2016 年 1 月 1 日，白带量中，色白，外阴瘙痒，月经量偏少，色暗红，少血块，腰酸冷，无腹痛。根据患者口干，怕冷，大便不成形，2 ~ 3 天 1 次等症状，予以参苓白术散加味。药用：南沙参 30g，炒白术 15g，茯苓 10g，炙甘草 5g，白扁豆 15g，山药 20g，莲子 20g，薏苡仁 30g，砂仁 5g，桔梗 10g，生山楂 15g，椿根皮 15g，苍术 10g，白芷 10g。8 剂，2 日 1剂，1 日 3 次，水煎服。

另予白黄苦参洗液、双唑泰栓。此后白带逐渐恢复至基本正常，外阴瘙痒缓解，复查白带常规正常。

按语：《沈氏女科辑要笺正》引王孟英按："带下女子生而即有，津津常润，本非病也。"《女科证治约旨》云："若外感六淫，内伤七情，酝酿成病，致带脉松弛，不能约束诸经脉，于是阴中有物，淋沥下降，绵绵不断，即所谓带下也。"《女科撮要》曰："带下多由脾胃亏损，阳气下陷，或痰湿下注，蕴积而成。"《女科经纶》引缪仲淳说："白带多是脾虚，肝气郁则脾受伤，脾伤则湿土之气下陷，是脾精不守，不能输血为荣，而下白滑之物。"《傅青主女科》又指出，"青带乃肝经之湿热"，"白带乃湿盛而火衰，肝郁而气弱"。脾失健运是白带量多的主要原因，曾医师宗卓老之思想，以健脾、调气、升阳、除湿为主，临证酌情加减。湿热、湿毒病邪入侵是主要的外因，脾虚肝郁、任带失固是主要的内因。患者初诊时素体脾虚肝郁，外有湿热病邪为患，急则治其标，故先予止带方合蒲翘四物汤加减以清利湿热，佐以健脾养血。二诊时患者湿邪较重，兼有脾虚肝郁，予以完带汤补益脾胃之气，利湿疏肝，以使"风木不闭塞于地中，则地气自升腾于天上"，脾气健则湿气消。三诊继用健脾除湿之法遣方用药。四诊予以参苓白术散益气健脾、化湿止带，加用椿根皮清热，苍术健脾，白芷升阳，共奏除湿止带之功，疗效倍增。

八、妊娠恶阻

妊娠恶阻又称"孕吐"，卓老认为，孕吐多因冲气上逆，胃失和降所致。轻者可不必服药，只需注意饮食、情绪及将息调理；重者用药亦宜简化，可嘱孕妇依自身情况适当（随意）饮药，不可强服，重在随其所喜而食，注意饮食、情绪及生活调养。用药常选枇杷叶（刷去毛）、竹茹、陈皮、生谷芽、砂仁等味。现将临证运用卓老治疗妊娠恶阻经验的验案分享如下。

病案：廖某，女，26岁，就诊于门诊。

初诊：2011年9月7日。

主诉：停经50天，恶心呕吐7天，加重3天。

临床表现：患者平素月经规律，14岁月经初潮，$\frac{5\sim6}{33\sim34}$天，量中，色暗红，无血块，无痛经，伴乳头胀痛。LMP2011年7月20日，5天净，量色质同既往，无腹痛及腰酸。14天前患者因月经逾期未潮，自测尿hCG阳性，明确早孕。7天前出现恶心，呕吐酸水、苦水，不伴腰酸腹痛及阴道出血。3 天前症状加重，食入即吐，伴疲倦乏力等不适。现停经 50 天，恶心，呕吐酸水、苦水，食入即吐，恶闻油腻，烦躁易怒，口干口苦，头晕疲倦，大便结燥，小便黄，舌质红苔薄黄，脉弦滑。今日血 β–hCG 32000mIU/mL，P 32.9ng/mL，E_2 687.5pg/mL；腹部 B 超：子宫前后径 5.0cm，宫内探及 3.0cm×2.5cm 孕囊回声，胎心搏动正常，双侧附件区未见异常。

诊断：肝胃不和，冲气上逆，兼夹郁热之恶阻。

治法：平肝和胃，清热止呕。

方药：黄连苏叶汤加味。

紫苏叶 5g，黄连 5g，京半夏 10g，陈皮 10g，稻芽 15g，黄芩 10g，炙枇杷叶 15g，乌梅 10g。4 剂，水煎服，1 日 1 剂，日服 5 ~ 6 次，不拘时不拘量。

二诊（9 月 12 日）：患者恶心、呕吐症状明显减轻，仅稍觉恶心，无呕吐，饮食二便正常，余症均减，激素水平及 B 超示胎儿发育良好。嘱注意休息，加强营养，动态监测血 β–hCG、P、E_2 及 B 超，不适门诊随诊。

按语：《临证指南医案·肝风》曰："肝为风木之脏……全赖肾水以涵之，血液以濡之。"妊娠后，一者阴血下聚冲任以养胎；二者肝失于滋养，以至肝体不足，肝用有余，升动太过而失当，夹冲气犯胃则发此病。正如《女科经纶》所言："妊娠呕吐属肝夹冲脉之火冲上。"曾医师循卓老平肝降逆止呕之宗旨，临证方选苏叶黄连汤。该方出自《温热经纬·湿热病篇》曰："肝胃不和，最易致呕，盖胃热移肺，肺不受邪，还归于肾，必用川连以清湿热，苏叶以通肺胃。"原方用治"呕恶不止，昼夜不瘥欲死者，肺胃不和"，今化用以疗妊娠恶阻。方中黄连清热燥湿，小量兼有健胃之妙，苏叶理气宽中，且有安胎之功，不忘妊娠之本，二味合和，剂轻效明，平肝和胃，则呕恶自愈。此外，患者初诊时伴肝郁化热之象，故酌加黄芩、枇杷叶燥润合和，以清胃热、降胃气而奏止呕之效；乌梅酸甘化阴、抑肝和胃而止呕，尚有下气之效，配紫苏叶则降中有宣；张景岳认为，"凡恶阻多由胃虚气滞"，即便无虚亦应思虑病位所在，故加用陈皮、稻芽，意使胃气健旺，则气虽上逆亦可制之。以此治之，果然疗效明显。《妇人大全良方》云："夫妊娠阻病者……轻者，不服药亦不防。"故以修养调摄为法，以免过服汤药，影响胎元而生他变。

九、胎漏

卓老指出，胎漏多见于脾肾两虚，气郁化火之人，治疗当分别对待。对属脾肾两虚之胎漏者，卓老喜用南沙参、生地黄、怀山药、桑寄生补肾以系胎，用黄芪、白术、生谷芽、广陈皮、竹茹健脾生血以荫胎，用党参、黄芪补气以载胎；配合乌贼骨、阿胶（珠）等止血之品，而不用茯苓、甘草等渗利满中之品。现将临证运用卓老治疗胎漏经验的验案介绍如下。

病案：吕某，女，33 岁。G_1P_0，现有生育要求。

初诊：2014 年 8 月 23 日。

主诉：停经 80 天，阴道少量出血 1 天。

临床表现：患者 12 岁月经初潮，$\frac{3\sim4}{28\sim30}$ 天，量中，色鲜红，少许血块，经行小腹隐痛，可忍受，乳胀。LMP2014 年 6 月 4 日，9 天净，量少，少量血块，色暗红，乳房胀痛。现停经 80 天，少量阴道出血，咖啡色，无腰酸、腹痛、肛门坠胀、恶心呕吐、口干口苦诸症，情绪可，纳差，眠可，二便调。得神，形体适中，语声清晰有力，气息均匀，舌质淡红，苔薄白微腻，脉细滑。生殖激素：hCG 14318mIU/mL，P 19ng/mL，E_2 553.20pg/mL。2016 年 8 月 23 日 B 超示：早孕？（宫内探及 0.8cm×0.5cm 的似孕囊回声）

诊断：①早孕、肾虚胎元不固之胎漏？②异位妊娠待排除。

治法：补肾健脾，固冲止血。

方药：寿胎丸、异功散合二至丸加减。

菟丝子 15g，桑寄生 15g，续断 20g，南沙参 30g，白术 10g，陈皮 10g，女贞子 25g，墨旱莲 25g，荆芥炭 15g，藕节炭 15g。3 剂，水煎服，100mL，每日 3 次。

加服维生素 E、叶酸片，肌注黄体酮注射液 40mg，1 日 1 次。建议患者注意休息，如有不适及时就诊。

二诊（8 月 29 日）：药后患者阴道出血明显减少，仍有阴道少量出血，咖啡色，根据患者体倦乏力，懒言少语，手心轻微发热，大便困难，治以补肾健脾、固胎止血，药用寿胎丸、异功散合二至丸加减。药用：大菟丝子 15g，桑寄生

15g，南沙参 30g，生白术 10g，陈皮 10g，女贞子 25g，山药 15g，荆芥炭 15g，藕节 15g，炙黄芪 10g，地骨皮 15g，墨旱莲 10g。3 剂，水煎服，100mL，每日 3次。嘱患者忌辛辣，适寒温，注意休息，继续服维生素 E、叶酸，肌注黄体酮。

三诊（9 月 2 日）：药后患者阴道流血停止，体倦乏力较前明显好转。B 超示：子宫前后径 5.1cm，宫内探及 3.0cm×1.4cm 的孕囊回声，内见胚芽长约 0.7cm，胎心搏动正常，肌层回声均匀，未见团块状异常回声；双附件区未见异常回声。根据患者偶有口干无口苦、眠差等症状治以补肾固胎，养阴安神。药用：菟丝子 15g，续断 20g，桑寄生 15g，南沙参 30g，白术 10g，陈皮 10g，荆芥炭 10g，桑椹 25g，生地黄 10g，石斛 10g。3 剂，水煎服，100mL，每日 3 次。

按语：《景岳全书》言："妊娠忽然下血，其证有四：或因火热迫血妄行；或郁怒气逆则动血；或因损伤胎气，胞宫受伤而下血；或因脾肾气陷，命门不固而脱血。"本病的病因病机主要为血热、气虚、血虚及房事失节等影响冲任，而致胎漏下血。《诸病源候论·妇人妊娠诸病》曰："其母有疾以动胎，治母则安胎；若其胎有不牢固，致动以病母者，治胎则母瘥。"本案患者年近五七，天癸相对不足，孕后固胎力弱，冲任气虚，养胞胎之阴血外溢导致妊娠时阴道流血。《傅青主女科》云："盖脾统血，肺主气，胎非血不荫，非气不生，脾健则血旺而荫胎，肺清则血旺而生子。"曾医师遵卓老"孕后肾以系胎、血以荫胎、气以载胎"之思想，治以补肾健脾、益气固胎摄血，方用寿胎丸、异功散合二至丸加减。寿胎丸补肾益精养血。异功散补脾运脾，虑及茯苓渗利，阿胶、甘草满中，故去之。荆芥炭、藕节炭固冲止血，女贞子、墨旱莲滋阴养血以标本兼治。曾医师运用卓老补肾健脾安胎之思想，且止血以补血止血药为先，故三诊而血止。若胎漏病机为血热，宜清热止血；血虚宜养血安胎；若房事不慎，损伤冲任，容易引起堕胎，急予滋养肝肾，佐以止血，尚可挽救，若已胎动欲堕，当以安胎为主。综上，胎漏下血易发展为堕胎小产，因此本病应尽早及时诊治。

十、不孕症

对于不孕症，卓老重视气血之调治，在详查病因、辨证论治的基础上，亦注重气候、情志和生活习惯对患者的影响。现将卓老治疗不孕症经验的临床验案介绍如下。

病案：程某，女，30 岁，已婚，$G_2P_0^{+2}$，未避孕，有生育要求。

初诊：2016 年 1 月 4 日。

主诉：未避孕未孕 1 年余，宫腹腔镜术后 8 月余。

临床表现：患者既往月经规律，量偏少，色红夹血块，经期第 1 天小腹隐痛，腰酸，无乳胀。LMP2015 年 12 月 28 日，5 天净，量中，色红，少量血块，余同既往。现症见纳可，晚睡，多梦，腰酸痛，乏力，记忆力下降，脱发，性急易怒，无口干口苦，带下量少，阴中干涩，有性交痛，大便不成形，质黏，2～3 日 1 行，小便调，舌暗淡，苔白腻，脉弦细。

诊断：肾虚肝郁血瘀证之继发性不孕（以标证脾虚肝郁夹湿证为主）。

治法：健脾祛湿，疏肝安神。

方药：四君子汤、四妙丸合四逆散加减。

南沙参 20g，炒白术 15g，茯苓 15g，炙甘草 5g，醋制柴胡 10g，枳壳 10g，酒白芍 10g，苍术 10g，黄柏 10g，川牛膝 10g，薏苡仁 25g，桔梗 10g，琥珀 6g，炒麦芽 15g，夏枯草 15g。12 剂，2 日 1 剂，1 日 3 次，水煎服。嘱患者调整生活作息和情绪。

二诊（2 月 2 日）：LMP 2016 年 1 月 23 日，药后月经量较前增多，小腹疼痛缓解。患者晚睡，多梦，疲倦，阴道干涩，近期易上火，大便不成形。预于 3 月冻胚试管移植，故再治以疏肝健脾、滋补肾精、调固冲任，苁蓉菟丝丸加减。药用：枸杞子 15g，菟丝子 15g，覆盆子 15g，肉苁蓉 30g，紫河车 6g，茯苓 15g，山药 15g，醋制柴胡 10g，枳壳 10g，酒白芍 10g，炙甘草 5g，南沙参 20g，炒白术 15g，扁豆 20g，莲子 15g。10 剂，2 日 1 剂，1 日 3 次，水煎服。加服维生素 E、叶酸。

三诊（3 月 4 日）：LMP2016 年 2 月 22 日，药后无不适。根据患者外阴干燥，偶阴痒，疲倦，小腹经期前后疼痛，再治以补肾益精、健脾缓急止痛，故在二诊方基础上加减。药用：蜜炙黄芪 30g，当归 10g，酒白芍 15g，山茱萸 15g，山药 15g，熟地黄 15g，茯苓 10g，枸杞子 15g，甘草 5g，紫河车 6g，葛根 10g，莲子 15g，夏枯草 15g，生山楂 15g，炒麦芽 15g，鸡内金 15g。12 剂，2 日 1 剂，水煎服。

四诊（3 月 21 日）：患者停经 29 天，见血性分泌物，伴小腹隐痛 3 天，查血 hCG 阳性 2 天。患者成功自然受孕，故收入院保胎治疗，中药以安胎 1 号方加减。药用：安胎 1 号方（盐菟丝子 15g，槲寄生 15g，南沙参 30g，茯苓 15g，白术 15g，蜜甘草 5g，陈皮 10g，枸杞 10g，百合 20g，桑椹 20g，酒续断 10g）去桑椹，加莲子 15g，生黄芪 10g，墨旱莲 15g，桑叶 15g。4 剂，2 日 1 剂，水煎服。加服紫河车最细粉，1 日 6g。

按语：卓老认为，不孕的原因分两类，一则为先天生理性缺陷（螺、纹、鼓、角、脉），一则为后天病理变化。而后天病理变化之不孕的病因不外虚实两端，虚者有肾虚、血虚和脾虚，实者有肝郁、血热和痰湿等。《沈氏女科辑要》指出，"求子全赖气血充足，虚衰即无子……若本体不虚而不受胎者，必有他病。"故治疗不孕，辨证当明晰标本虚实。肾为先天之本，主生殖，脾为后天之本，气血生化之源，先后天相互滋生。曾医师宗卓老之思想以"滋补肾精、调固冲任"为治疗不孕症大法，遵循疏通、补益并行之法，滋补肾精、疏肝健脾、调补冲任、濡养胞脉以助孕。卓老十分重视"女子以血为主，并以血为用"的生理特点，加之肝肾同源，肝藏血，肾藏精，精化血，血生精，故方中补血之品亦不少，体现精血互生互化之义。同时，曾医师宗卓老"注重疏肝理气、调畅情志"之思想，在方药中予以香附、柴胡、四逆散等中药疏肝，并嘱患者调整生活作息和情绪，使肝之疏泄功能得宜，气顺血宁，冲任调和，渐之自然受孕。同时，此病案中各诊次侧重均有不同，渐次偏重补益脾肾之功，肝脾肾得调，气血调和，冲任胞宫得养，岂有不孕之理！

十一、癥瘕

卓老强调，癥瘕多由寒湿凝聚或湿热结聚所致。对于湿热结聚者，卓老常用的药物有柴胡、夏枯草、紫花地丁、丹皮、海藻、昆布、牡蛎、蒲公英、橘核、梅核、荔枝核等，常可取得较为理想的疗效。现将运用卓老治疗癥瘕经验的验案分享如下。

病案：王某，女，38 岁，已婚，$G_4P_0^{+4}$（4 次人流，末次 2007 年）。

初诊：2008 年 9 月 17 日。

主诉：左卵巢巧克力囊肿剥除术后10月余，发现右侧附件包块8月。

临床表现：患者平素月经规律，14岁月经初潮，周期 $\frac{5\sim6}{25\sim30}$，量中，色红，夹少血块，经前乳胀，经行腰酸，偶腹痛。LMP2008年9月13日，现为月经周期第5天，量中，色红，余同既往。10月余前患者体检发现左侧附件包块（大小约5.8cm×5.4cm×6.1cm），于外院行"左卵巢巧克力囊肿剥除术"。8月前复查B超发现右侧附件囊性占位，大小约4.8cm×4.3cm×4.2cm，内见细小光点回声，未行特殊处理。现正值经期，感腰酸，口干，胸闷痰多，烦躁，怕热，纳眠可，大便不成形，小便可，舌质暗，苔根稍黄腻，边有瘀点，脉沉。

诊断：肾虚肝郁，湿热瘀结证之癥瘕。

治法：补肾疏肝，清热利湿，化瘀消癥。

方药："1号方"加减（自制方）。

夏枯草15g，柴胡（醋炒）10g，浙贝母15g，牡蛎10g，丹皮10g，栀子10g，荔枝核15g，菟丝子15g，桑寄生15g，川续断20g，白芍15g，枳壳10g，山药20g，益母草15g，炙甘草6g。8剂，水煎服，2日1剂，1日3次。

二诊（10月6日）：LMP2008年9月13日，6天净，余同既往。药后腰酸减轻，大便成形。现为月经周期第24天，白带量多，色黄，有异味，偶阴痒，心烦，口干，舌红，苔黄腻，边有瘀点，脉弦。今日B超示：右附件5.2cm×5.1cm×5.0cm无回声团，内见细小光点回声。妇检：外阴已婚，已产式；阴道畅；宫颈光滑，后穹隆粗糙、触痛；子宫前位，活动，正常大小，无压痛；右附件区扪及一大小约5cm×5cm包块，囊性，欠活动，压痛，左附件（−）。患者目前湿热之象较明显，于上方去桑寄生、续断、益母草，加水蛭5g，莪术10g，蒲公英15g，紫花地丁15g。8剂，水煎服，2日1剂，1日3次。

三诊（11月6日）：药后白带改善，口干减轻。诉10月23日于外院行超声下经腹壁腹腔穿刺术，术后病检示：右卵巢囊肿液查见大量含铁血红素及红细胞。LMP2008年11月5日，现经行第2天，量偏多，色暗红，少块，腰酸，经行右少腹隐痛，眠差，心烦，舌质暗，苔黄厚腻，脉弦细。以一诊方去丹皮、栀子，加五灵脂15g，蒲黄炭15g，海藻15g，昆布15g。10剂，服法同前。

四诊（2009年2月3日）：2009年1月27日外院B超示：右附件区囊性占位2.2cm×2.0cm×1.9cm，内见细小光点回声。CA125 54U/mL。LMP2009年2月

2 日，现经行第 2 天，量中，色暗红，夹少血块，经前乳胀及经期腰酸，稍口干，有痰难咯出，白痰，舌质暗，苔黄，脉缓。上方加白扁豆 20g，陈皮 10g，半夏 15g。8 剂，服法同前。

五诊（2009 年 3 月 14 日）：药后情绪改善，咯痰减少，LMP2009 年 3 月 3 日，6 天净，量中，色暗红，少块，经前稍乳胀，经行腰酸。现为月经周期第 12 天，舌质暗，苔根黄厚，脉弦滑。今日妇检：右附件区扪及一大小约 2cm×2cm×2cm 包块，囊性，欠活动，压痛。包块较前明显缩小，继服上方 8 剂，服法同前。嘱患者定期检测 B 超。

按语：《医宗金鉴》言："牢固不移，有定处者为癥；推移转动，忽聚忽散者为瘕。故曰：癥者征也，言有形可征也；瘕者假也，言假物以成形也。"《景岳全书·妇人规》又言："总之，非在气分，则在血分，知斯二者，则癥瘕二字，已尽知矣。"曾医师宗卓老之意，认为本病多由寒湿凝聚或湿热结聚所致，辨证上除抓住"实邪内停"这一总病机外，还注重兼夹证的转化，如夹寒化热、兼虚夹痰等，结合患者体质强弱、病邪深浅用药。攻积当渐进，太急则伤正气，正气受损，则邪气反固，故治疗应遵循"除之以渐""衰其大半而止"的原则。本病案患者以肾虚肝郁、湿热瘀结为病机。肾气亏虚，加之平素情志不畅，肝气郁滞，气滞血瘀，湿热之邪内侵，滞留于冲任胞宫，湿热瘀结，积聚成块，治当补肾疏肝、清热利湿、化瘀消癥。方中以浙贝母、牡蛎、荔枝核软坚散结，夏枯草散瘀结兼清肝火，益母草活血化瘀，四逆散疏肝行气以调气血；为防攻邪而伤正，结合患者证候，合以寿胎丸补肾，山药益气健脾以培补后天。所谓善治癥瘕者，调其气而破其血，消其食而豁其痰，衰其大半而止，不可猛攻峻施，以伤元气，宁扶脾胃正气，待其自化。治疗上根据患者湿热、瘀血等不同病理因素，在本病不同阶段主导地位的变化，以及患者的临床表现，结合辨证，适时更方，或化瘀消癥，或活血止痛，扶正祛邪，调气和血，气行则血行，血行则湿化，气血调，胞脉畅，癥瘕消。

十二、妇人脏躁

卓老认为脏躁是因为五脏之阴不足，难以濡养，故临证时强调，治疗当以养心滋阴为主，若夹痰夹郁者，可配以淡竹茹汤、四逆散之类以调之。现将卓老治疗妇人脏躁经验的临床验案介绍如下。

病案：周某，女，46 岁，已婚，$G_4P_1^{+3}$，现无生育要求，未避孕。

初诊：2016 年 9 月 28 日。

主诉：月经紊乱半年。

临床表现：患者平素月经规律，13 岁初潮，$\frac{4\sim5}{28}$ 天，量中，色红，夹血块，伴经前乳胀及腰酸。近 3 年经量较前减少 1/2，余症状同前。现 2 月未潮。LMP2016 年 7 月 17 日，7 天净，量少，色暗红，余同前。PMP2016 年 6 月 17 日，7 天净，余同前。白带黄绿色，质稠，稍异味。现症：平素体弱身疲，近期面部发热，烘热汗出，焦虑欲哭，性急易怒，胸闷，心悸，腰酸，目干涩，纳尚可，眠差，舌暗红，苔薄根黄腻，脉弦。

诊断：①肾虚肝郁之妇人脏躁；②更年期紊乱。

治法：养心润燥，滋肾益阴。

方药：①甘麦大枣汤：甘草 10g，小麦 15g，大枣 10g。

②大补阴丸合知柏地黄丸加减：熟地黄 10g，盐黄柏 10g，知母 10g，醋龟甲 10g，猪脊髓 10g，山茱萸 10g，山药 20g，牡丹皮 10g，茯苓 15g，泽泻 10g，百合 30g，合欢皮 15g，牡蛎 20g，砂仁 5g。

前方酌量泡水频服；后方服 8 剂，2 日 1 剂，1 日 3 次，水煎服。

服药 3 剂后，心悸胸闷、烘热汗出及焦虑欲哭较前缓解，纳食增加，睡眠较前改善。服药 5 剂后，神疲腰酸、目涩等症状均有改善。服药 8 剂后，患者焦虑欲哭及心悸胸闷症状消失，仍有性急易怒，精神可，偶有身疲乏力，纳尚可。继予以原方 6 剂续服，后患者诉病情好转，症状消失。

按语：脏躁乃脏阴不足，有干燥躁动之象，是五脏失养导致的情志异常。卓老认为本病为内伤虚证，尤以心为主，故虽有火不宜降火，虽有痰不宜温化，当以甘润滋养法治之。甘麦大枣汤源自《金匮要略》，主治："妇人脏躁，喜悲伤，欲哭，象如神灵所作，数欠伸。"方中小麦"为肝之谷，善养心气"，甘草、大枣甘润，缓急泻心，三药合用，达养心安神、润燥生津之功。此外，心蕴君火，肾寄相火，《素问》指出，"君火以明，相火以位"，"心藏神，肾藏志"。可知心肾在神志方面是体用的关系，心火上亢，不能下交于肾，则肾亦病，观患者之症正合此理。故本案中曾医师宗卓老之思想，即在养心润燥的同时，重视滋肾益阴，使肾中元阴得养，五脏之阴自无虑也。另外，精血同源，互生互化，血脉充盛，亦可益心，同时意在"壮水之主以制阳光"。一法含三义，故方取大补阴丸合知柏地黄丸。又因津血虚损，多由忧愁抑郁、精神刺激所致，故酌加合欢皮疏肝解郁，牡蛎平肝潜阳，砂仁理气畅中，使肝木条达。以此治之，效如桴鼓。

学术思想

卓雨农

一、女性生理：肾为本、血为用、冲任为核心

卓老认为，妇女特有的生理特点主要表现在经、带、胎、产、乳等方面。维持这些生理功能，又有赖于气血充沛、脏腑安和、经脉畅通。

卓老强调女性生理与肾、血、冲任关系最为密切，其中以肾为本，以血为用，以冲任为核心。《素问·上古天真论》云："女子七岁，肾气盛，齿更发长；二七而天癸至，任脉通，太冲脉盛，月事以时下，故有子；三七肾气平均，故真牙生而长极；四七筋骨坚，发长极，身体盛壮；五七阳明脉衰，面始焦，发始堕；六七三阳脉衰于上，面皆焦，发始白；七七任脉虚，太冲脉衰少，天癸竭，地道不通，故形坏而无子也。"这段记载系统地叙述了女子的生理发育过程。天癸的至竭，月经的潮止，以及肾气、冲任的盛衰贯穿始终，为女子生殖机能成长与衰退的标志。因此，卓老着重指出，研究女性生理，必须以脏腑、经络、气血为核心，探讨月经、胎产等的生理功能、病理变化及其与脏腑、经络、气血的关系。其中尤以肝、肾、脾、胃和冲任二脉在女性生理上具有重要的作用。

总之，人体以脏腑经络为本，以气血为用，妇女的月经、胎孕、产育、哺乳等都是脏腑、经络、气血化生作用的表现。气血是经孕产乳的物质基础，脏腑是气血生化之源，经络是气血通行的道路。脏腑安和，气血旺盛，经脉通畅，则经孕产乳自然正常，反之，若因气血不调，脏腑功能失常，冲任二脉损伤，势必影响妇女正常的生理而产生妇科疾病。所以，卓老强调，研究妇科学，必须了解脏腑、气血、冲任在妇女经带胎产方面的重要作用，才能在错综复杂的病变中，审证求因，辨证论治。

二、临证思辨卓识：重整体，调阴阳，补肾培元，气血互用

1.强调整体论治，注重阴阳平衡

妇科疾病的论治，卓老认为应秉承中医学"整体观"思想，从整体出发，根

据辨证论治的精神，着重调整和恢复全身机能而达到治愈疾病之目的。临床须运用四诊、八纲辨证，详察形、气、色、脉，结合气候、季节、地域、饮食、起居、性情、旧病等，追寻起病原因，分清寒热虚实、气血脏腑，而后确定治疗方法。卓老着重指出，女性体阴，有余于气，不足于血，因经孕产乳数伤于血也，且素多抑郁，喜恚怒，易引起气血不调、脾胃失和、肝肾亏虚、冲任损伤等现象，进而导致经、带、胎、产、乳等疾病。故对妇女疾病的治疗，须从整体观出发，恢复机体正常的调节机理。

2. 肾乃生殖之根，培元首重在肾

《素问·上古天真论》中以"七岁"为度论述女性生理变化，在此基础上，卓老强调肾气盛衰是女性生长发育和生殖盛衰的根本。肾为先天之本，为人体生长、发育、生殖的根本，又冲任之本在肾，胞脉系于肾，肾通过经络与子宫相通。肾精、肾气及肾中阴阳的盛衰对子宫的生理和病理改变都有重要的影响。女子生殖功能的成熟和衰退皆取决于肾气的盛衰。肾在女性月经、孕育中起着主导作用。肾藏精，肾气旺盛，则精充血足，天癸渐至成熟而泌至，任通冲盛，月事以时下；反之肾气衰弱，则精虚血少，冲任枯竭，经断形坏而无子。女性月经、胎孕等生理活动与肾有着密切的关系，所以在辨治妇科疾病时应把握肾这一重要脏腑，勿忘培补先天。

3. 冲任督带四经，与经带胎产相应

卓老认为，冲任督带与女性生理密切相关，其中尤以冲任二脉最为重要。

冲脉为总领诸经气血之要冲，十二经的气血皆归于冲脉，故有"五脏六腑之海""血海"之称；又冲脉起于胞中，与全身之经脉有广泛的联系，其上行有一支与肾经相并而行，合而盛大，故又称之为太冲脉，正如王冰所言："太冲者，肾脉与冲脉合而盛大故曰太冲。"女性发育成熟后，脏腑气血充盛，血海满盈，下注胞宫而为月经；若冲脉有病，则表现为气从少腹上冲胸，腹中胀急疼痛，疝瘕遗溺，女子不孕等。

任脉，即妊养之义，因三阴经均会于任脉的曲泉、中极、关元，精血津液皆属任脉总司，故称"任脉任一身之阴""任为阴脉之海""任为妇人生养之本"。因任脉主一身之阴，又与胞宫相联属，故冲任二脉之气通，方能促成月经和胎孕。王冰指出，"冲为血海，任主胞胎"，"二者相滋，故能有子"。更具体地指出

了冲任二脉的生理功能。若任脉有病，则男子内结七疝，女子带下瘕聚。

督脉与手足三阳经会于大椎穴，有总督诸阳的说法，为阳脉之海，且与冲任二脉皆出于会阴。带脉起于季肋，环腰一周，复止于季肋，约束全身上行下行之经脉。冲、任、督三脉均有经脉与之相通，受其约束。

冲任二脉皆起于胞中，而胞宫为气血交汇之所，在脐下胞室之中。此处在男为丹田，在女为血室，皆由肝肾所司。其上居阳明，于中焦受气取汁，应冲任二脉以下合癸水（戊土与癸水相合），男女皆然。男子重气，血从水化而为精；女子重血，气从水化而为经。任督二脉循环往复，调节并维持阴阳平衡、气血通畅，保持月经的潮止有度。冲任督带各司其职，共同调节和维持女性的正常生理功能；经带胎产诸疾必伤及冲任督带诸脉，方可致病。

4. 女子以血为本，气血相互为用

卓老指出，月经的主要成分是血，血是产生月经的物质基础。而血的生化、运行、统摄依赖于气。血是水谷精微通过气的作用变化而成。《灵枢·决气》说："中焦受气取汁，变化而赤是谓血。"可见血赖气之化生。血在脉中，又需要气来推动，才能运行不息，营养全身。从妇女的生理特点来说，血要气的推动才能到达血海，注于胞宫，产生月经；同时也赖气的统摄，月经才能按时来潮，不致过多过少。而气又需要血的营养，才能发挥温煦脏腑的正常功能。由此可见，血是物质基础，气是动力，气血相互为用，不可分割。

三、临床治疗心法：调气血、和脾胃、固冲任（即养肝肾）

1. 调气血

唐容川在《血证论》中指出："经血者，血之余也。夫新生旧除，天地自然之理。故月有盈亏，海有潮汐。女子之血，除旧生新，是满则溢，盈必亏之道。女子每月，则行经一度，盖所以泄血之余也。血主阴而下行，所以从下泄，而为经血也。至于男子，虽无经可验，然亦必泄其余。男子以气为主，气主阳而上行，故血余不从下泄，而随气上行，循冲任脉，上绕唇颐，生为髭须。是髭须者，即所以泄血之余也。""运血者气也，守气者血也，气病则血不能独行，血病则气不能独化。"气为血之帅，血为气之母，血和气互相依存，不可分离。朱丹溪言：

"血为气之配，气热则热，气寒则寒，气升则升，气降则降，气凝则凝，气滞则滞，气清则清，气浊则浊。"指出血的运行有赖于气的主持和推动。妇女以血为本，经、孕、产、乳均以血为用，女子一生经历经、带、胎、产、乳，阴（血）常不足。故妇科病虽然以伤血为主，但是血病必连及气。也有一些疾病是气病累及血，如气滞引起的痛经、经少、经闭等。因此，治疗妇科疾病，首先着重调气血，气血调匀，则诸脏安和，经脉通畅，胎产经带等疾病方可痊愈。临证即使需用清凉、攻下诸法，也应该注意不要伤及气血，才能收到良好的效果。

2. 和脾胃

脾主运化统摄，胃主受纳腐熟，表里相配，升降相依，燥湿互济，为后天营养之本、血气生化之源。水谷入胃，通过腐熟运化，才能奉心化赤，脾胃健旺，精微充足，血气旺盛，"谷气盛血海满"，则经、孕、产、乳如常，反之则病矣。正如薛立斋曰："血者，水谷之精气也，和调于五脏，洒陈于六腑，在男子则化为精，在妇人则上为乳汁，下为月水，故虽心主血，肝藏血，亦皆统摄于脾，补脾和胃，血自生矣。"叶天士《临证指南医案》指出，"冲脉隶于阳明"，"凡经水之至，必由冲脉而始下，此脉胃经所管"。脾主升清，运化水谷，敷布津液，统血。《难经·四十二难》曰："脾……主裹血，温五脏。"脾对血液的统摄主要依赖于脾气的固摄作用，正如沈目南在《沈注金匮要略》中所说"五脏六腑之血，全赖脾气统摄"。脾胃健旺则血有所化、所帅，气有所固、所统，如是则气血正常。故曰："和脾胃即调气血。"

若女性情志不舒，肝郁乘脾，或素体脾虚，或饮食不节，过食寒凉生冷食物、膏粱厚味，损伤脾胃，使之不能受纳、腐熟、运化、敷布、受气取汁化而为赤，于是心无所生，肝无所藏，冲任无血以荣，就必然发生经、带、胎、产等疾病。由此可见，和脾胃是治疗妇科病重要的一环，和脾胃正是为了调气血。尤以老年妇女，经断以后，肾气衰弱，气血俱虚，全赖后天水谷滋养，此时补脾胃以资化源，就更为重要。

3. 养肝肾

肝藏血，主疏泄，性喜条达，具有储藏血液和调节血量的作用。脏腑所化生之气血，除营养周身外，储藏于肝，有余部分，在女子则下注血海而为月经。肝血是女子经血之本，女子以血为体，以血为用，经、孕、胎、产是其具体表现形式。故叶天士在《临证指南医案》中说："女子以肝为先天。"气血充足，肝血充盈，藏血功能正常，余血方可下注血海，使冲脉满盛。朱丹溪曰："气血冲和，万病不生。"如情志愉悦舒畅，肝气冲和，则血脉流通，经血正常。反之，气郁不达，化而成火，发而为怒，则血横溢，甚或内灼津液，变生血枯。肾藏精而系胞，通诸经之血，为冲任之本。肾为肝之母，主闭藏；肝为肾之子，主疏泄。两者一开一阖，同处下焦，乙癸同源，互相依存，互相制约。因此，临床上往往肝肾并称。《傅青主女科》说："夫经水出诸肾，而肝为肾之子，肝郁则肾亦郁矣，肾郁而气必不宣，前后之或断或续，正肾之或通或闭耳。"说明了肝肾相互为用的道理。

肝肾经脉所过之处，与奇经关系密切，尤以冲任为著。奇经有八，即冲、任、督、带、阴跷、阳跷、阴维、阳维，合称奇经八脉。叶天士《临证指南医案》云："八脉丽于下，隶属于肝肾。"吴鞠通亦云："八脉丽于肝肾，如树之有本也。阴阳交媾，生生化化，全赖乎此。"冲、任、督皆起于胞中，"一源而三歧"，带脉环腰，总束诸脉，此四脉与妇女经、带、胎、产关系密切；而阴跷、阳跷、阴维、阳维，关乎阴阳的交会与维护。冲脉起于气街并少阴之经，同肾经 11 个穴位（横骨、大赫、气穴、四满、中注、肓俞、商曲、石关、阴都、通谷、幽门）在腹部相汇合，并夹脐两旁上行；肝经之脉，起于足大趾之端，上循足趾上廉，上腘内廉，循股阴，入毛中，绕阴器，抵小腹，上行至颠顶与冲任之脉并行，与任脉交会于脐下小腹正中（曲骨、中极、关元）处。《素问·骨空论》曰："冲脉者……并少阴之经夹脐上行，至胸中而散也。"《灵枢·动输》曰："冲脉者，十二经脉之海也，与少阴之大络起于肾下……循胫骨内廉，并少阴之经。"《灵枢·逆顺肥瘦》曰："夫冲脉者，五脏六腑之海也，其下者，并于少阴之经，渗三阴。"《奇经八脉考》曰："任脉起于中极之下，少腹之内……循曲骨，上毛际，至中极，同足厥阴、太阴、少阴并行腹里。"故冲任与肝肾有经脉相通。

卓老认为，妇科疾病的发生或为肝肾病变，伤及冲任；或为其他原因致冲任损伤，或不固，或未充，或渐衰，或亏损，方可致病。冲任无本脏，不能独立行经，二脉并起于胞中，冲为血海，任主胞胎，隶属于肝肾二脏之脉。肝肾同源，肾为先天之本，肾气化生天癸而藏于肾，可激发冲任气血的充盛，肾气盛则冲任足。肝藏血，主疏泄，肝肾协调，精、气、血运行有度。冲任二经得肾经、肝血的濡养，赖肝气条达而盈泻有度，故补肝肾亦即补益冲任。叶天士认为，肝肾内怯，就会延及奇经，故走冲任之药，不外入肝肾经、调补灌注冲任之品，亦不外乎填肾精益肝血而达调补冲任之目的。临床常见的妇科病，如经闭、崩漏、带下、滑胎等，既由于冲任损伤，又与肝肾失养有关。因此，在治疗时，常常从肝肾入手，治肝肾以治冲任。肝肾得养，则冲任的功能自然恢复。故养肝肾乃治疗妇科疾病的原则之一。

四、辨证论治真传：经、带、胎、产及妇科杂病

卓老在临床实践中特别强调整体观念，以妇科主证变化为核心，根据辨证施治的基本规律，结合患者全身症状，找出致病的根本原因，辨清疾病属性，注意兼证，辨清主次，权衡轻重，立法遣方注意原则性与灵活性的统一，调整阴阳，以平为期，恢复女性正常的生理功能。卓老的主要临证经验心得详见于"临床经验"篇。

五、卓氏用药特色：平调、精炮制、明药理、重经方

1. 贵在矫枉，切勿过正

卓老认为对药物的选用，应注重药性及明辨疾病之寒热虚实。女子以血为本，血属阴，性黏滞，寒热湿邪易与其结，感受湿邪可使血气壅滞，感受寒邪可致血气凝涩而成瘀，感受热邪可致热灼津液、血气干涸。热扰血分，可致血海不宁，迫血妄行，而见经水量多、经期延长，或热灼血分，炼血为瘀，热瘀互结，致反复出血。故血分用药不可过于温热，以免助热动血，亦不可过于寒凉，以防寒凝留瘀。

2. 血肉有情，善用则灵

综观卓老用药，治疗不孕、闭经、崩漏等病辨证属肾虚血亏、八脉亏损者，喜加用龟甲胶、鹿角胶等血肉有情之品，其补益作用非金石草木药可比，与人同气相求，能大补元阳，骤补真阴，阴阳并重。"鹿性阳入督脉，龟体阴走任脉。"《得配本草》云："龟甲通任脉。"《名医方论》云："人有三奇，精、气、神，生生

之本也。精伤无以生气，气伤无以生神，精不足者补之以味。鹿得天地之阳气最全，善通督脉，足于精者，故能多淫而寿；龟得天地之阴最厚，善通任脉，足于气者，故能伏息而寿。二物气血之属，又得造化之玄微，异类有情，竹破竹补之法也。"李时珍亦云："龟、鹿皆灵而有寿，龟首常藏向腹，能通任脉，故取其甲以补心、补肾、补血。""鹿角生精补髓，养血益阳，强筋健骨，治一切虚损，耳聋目暗，眩晕虚痢。"二药均为血肉有情之品，大补任督二脉，调补阴阳，卓老临证加用此类，功效颇著。

3. 妙用一味，点石成金

卓老继承了其父和中医大家的临床经验，并从经方及自身的临床用药经验中得到启示，对部分药物的应用颇具心得。①熟地黄：地黄宜九蒸九晒，在炮制过程中再加入砂仁，一则可化湿行气，醒脾和胃，疏地黄之滞，降其滋腻之性；二则可纳气归肾，引五脏六腑之精归藏于肾。②白芍：生白芍酸收，为避免其酸敛之性碍恶露排出，故产后不用生品。将白芍片用黄酒淋洒拌匀，然后炒干入药，其寒性、酸收之性均减，而活血功效增强，且不留瘀。③枇杷叶：在治疗妊娠恶阻辨证有热者，卓老喜用刷毛之鲜枇杷叶，以免刺激消化道引发呕吐。又因"呕家不喜甘"，故不用蜜制枇杷叶，鲜枇杷叶清热降逆止呕之效更为显著。④蜜炙升麻：在治疗月经病以气虚为主时，佐以蜜炙升麻且用量不宜多，6～9g即可。蜜制可加强升麻补中益气之力，宣发肌肉腠理之阳而升举脾胃之郁结。升麻经蜜制后，用量轻可防虚阳上越之弊，以免适得其反。⑤三七粉：在治疗月经量少而无明显寒热虚实偏颇的证型时，可加三七粉3g冲服。三七补血第一，加入补气补血药中则更助其力，且三七补而无沸腾之患，补药得此而有安静之休也，化瘀血而不伤新血，实为理血妙品。⑥荆芥炭：治赤白带下或黄带夹血丝时多喜加荆芥炭，巧用"风"药为止带之要药，因风能胜湿；药物炒炭后性主收敛，以止血见长，但由于荆芥性本疏散，故无收敛太过之虑。

4. 用药精审，以调见能

女性的特殊生理易致气血不足，不耐攻伐，用药不当易耗伤正气，所以在治疗过程中，对药物选择要精当，剂量轻重要适度，才能收到好的效果，不可多服、乱服，应中病即止。卓老在临床治疗疾病时一般用十一二味药，剂量仅数钱（1钱为3g），且不喜用猛药如桃仁、红花等，坚持以调为主，屡获良效，即所谓

"四两拨千斤"。此外，卓老习惯在补阳药中适当佐以补阴药，补阴药中适当佐以补阳药，即阴中求阳，阳中求阴。明·张介宾《景岳全书》云："善补阳者，必于阴中求阳，则阳得阴助而生化无穷；善补阴者，必于阳中求阴则阴得阳生，而泉源不竭。"同时，卓老注重气血两调，即调气、补血，"气为血之帅，血为气之母"，故补血药中加行气药以助其效，行气药中加补血药以防耗气。

5. 化裁经方，自创新法

卓老从事中医临床工作三十余年，医疗经验丰富，临证尤娴于运用经方，极尽化裁之妙，与主张运用经方不可轻易增损者相比，可谓别具一格。卓老这种不泥于古、处方灵活的思维，是熟读经典、师从前辈医家，并经过长期临床实践形成的。关于治病遣方的用药规律，卓老认为必须明确辨证论治，重在辨证。所谓论治，是指在辨证的前提下，据证立法，依法制方，随方遣药。法、方、药组成了论治三环节，其中又以确立治疗大法（包括治疗原则）最为关键，故古人有"方以法立"之说。理法不可易，而方药可不拘。在古人理法思想的指导下，卓老根据长期的临床实践，逐渐探索出自己别具一格的遣方用药规律，并研制出许多疗效肯定的自制方（如通脉大生片，盆腔炎 1、2 号方），从而在面对临床千变万化的病情时，得以应对自如。

学术传承

川派中医药名家系列丛书

卓雨农

卓老在承袭古人中医妇科辨证论治、内外同治等特色治疗的基础上，继承发扬了妇科宝贵的学术和临床经验，专著有《中医妇科治疗学》《中医妇科临床手册》《论崩漏》，并主编了全国中医学院统编教材《中医妇科学讲义》（第一版）。

四川省地方志记载，卓家先辈于康乾时期入川，在成都创办了著名的"广益号"酱园铺。先祖卓秉恬，清代咸丰年间人也，官至武英殿大学士，建相府于成都棉花街。卓雨农之父卓翰屏先生援儒入医，以仁术为业，悬壶川蜀。卓雨农先生不及弱冠之年便由其父授以岐黄之术，熟读《内经》《难经》《伤寒论》《金匮要略》等经典古籍。卓老聪慧机智，刻苦用功，对中医悟性极高，触类旁通，精研内、妇、儿各科，对妇科尤有造诣，17 岁便开始行医济世，18 岁即参加四川省中医资格考试，名列前茅，颇具名气。其后卓老更是以少年英才悬壶济世于蜀中，声名远扬，载誉蓉城，举城上下无人不知，有"卓半城"之雅誉。时人有诗赞曰："锦官丝城棉花街，三代荣封卓秉恬。更喜家风传久远，名医名宦名酱园。"其子卓启墀先生早年毕业于华西医科大学，后承袭父业，精研中医，深得其父真传，1963 年响应国家"西学中"政策号召，参加由国家卫生部主办，成都中医学院承办的"西学中医师班"。其后，卓启墀先生传术于曾倩主任医师。本学派薪火相传至今四代，历经一百余年，已经形成理论、著作、传人（门人）、产品、学术梯队及学生的传承模式，产生了良好的学术和社会影响。

卓氏妇科的传承图

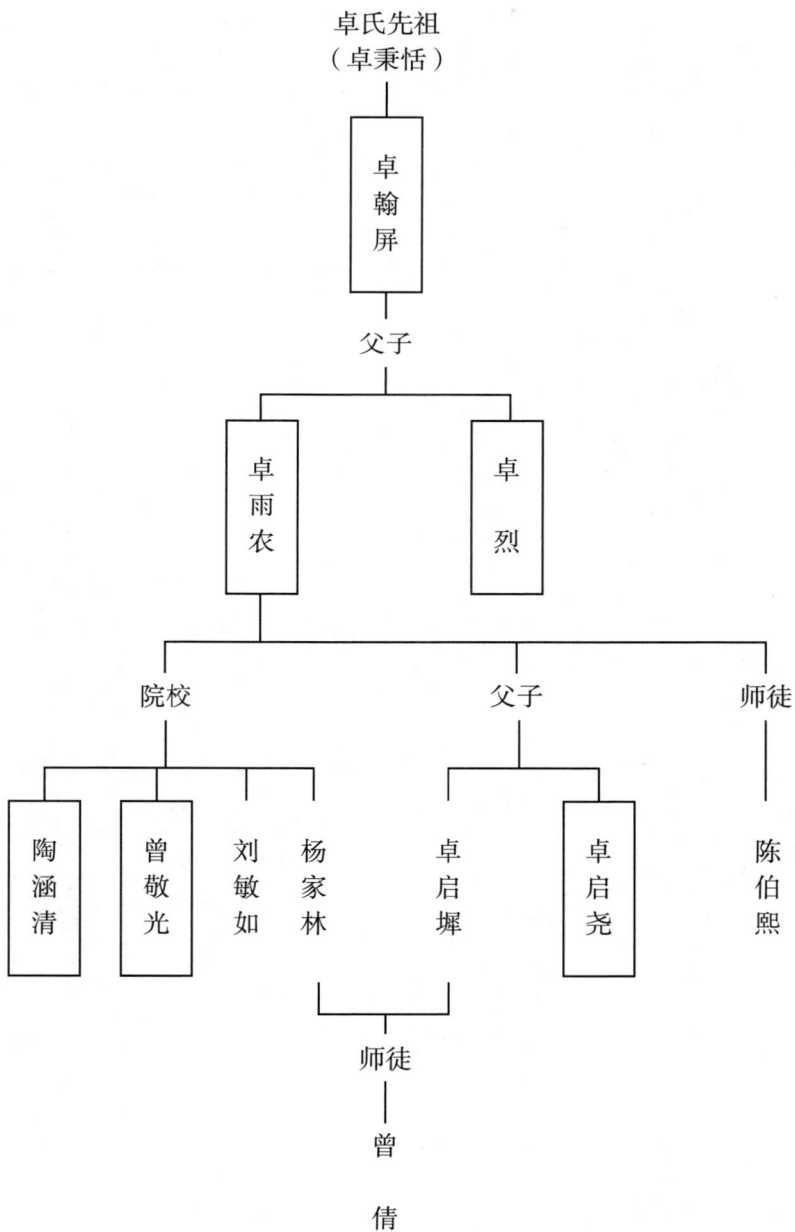

卓氏先祖
（卓秉恬）

卓翰屏

父子

卓雨农　　　　　　卓烈

院校　　　　　　父子　　　　　师徒

陶涵清　曾敬光　刘敏如　杨家林　　卓启墀　卓启尧　　陈伯熙

师徒

曾
倩

论著提要

川派中医药名家系列丛书

卓雨农

卓老勤于临床，同时重视经验积累和学术思想的著述，在承袭古人中医妇科辨证论治、内外同治等特色治疗的基础上，继承并发扬了妇科宝贵的临证经验。卓老撰写了《中医妇科临床手册》《中医妇科治疗学》，主编了全国中医学院统编教材《中医妇科学讲义》（第一版），著有《论崩漏》一文，并在临终前献出《经断前后诸证》一文。先生的著作学术特点突出，在全国学术界有较大影响，现介绍如下。

一、《中医妇科临床手册》

《中医妇科临床手册》一书成书于 20 世纪 50 年代末，1958 年由四川人民出版社出版，是卓老及成都中医学院教师响应党"继承和发扬中医学"的号召，根据自身临床经验，为帮助初学中医者更好地理论联系实际，迅速掌握临床技能而编写的。本书开篇扼要地介绍了妇科疾病的诊断特点，主体部分则按经、带、胎、产及杂病分类，详细介绍了妇科常见疾病的辨证治疗方法，是一本妇科疾病诊疗的"枕边书"。本书侧重于实用，尤其在四诊方面具有独到之处，开创了将"四诊"系统引入现代妇科的先河。

望诊，分为望面色、望舌质、望苔色。如面色黄为湿郁，黄而黯为寒湿，多见于白带（病），黄如橙色为湿热，常见于带下日久而色黄；舌质淡红为虚为寒，深红为血热，绛红为热甚。

闻诊，分为辨声音，辨臭味。辨臭味又分为辨口臭，辨月经及白带臭。卓老指出孕时口有恶臭而舌青者，为胎死腹中之象；带下恶臭特甚，其色或灰或黄，或如脓痂，或如葵羹（羹：古代一种饭食），或如紫汁，为有瘀血（常见于妇科部分的癌症）。

问诊，分为问月经，包括周期、经量、经色、浓度、腹痛；问白带；问胎产。如正常月经的颜色是开始较淡，继而加深，终又淡红，不稀不稠，不凝结，无臭味。若色呈鲜红为血热或劳伤，紫红为热甚，淡红为血虚，开始极淡逐渐转红为气虚，淡红如水为气血俱虚，色淡而稠黏为夹痰湿，沉黑如黑豆汁为寒。带下色白而清稀为虚为寒，稠黏为痰湿，兼有血液为血热，色黄为湿热，色黑而清稀为肾虚，无臭而稠黏为实，臭秽特甚、五色杂下为血瘀败脓（常见于妇科相关癌症）。受孕后容易小产的多属肾虚，生产多次而身体较弱的多为气血虚弱，生产时曾发生过难产的多有冲任损伤，若是新产当问有无寒热、恶露多少、有无腹痛等。

切诊，以诊脉为主，分为浮、沉、迟、数、弦、芤、滑、涩，并指出在临产时脉见浮数散乱（六至以上，散乱无根）或沉细而滑，称为离经脉，为预产之兆。

本书以四诊为基础，详细剖析每一个妇科病证，每病分概说、证治两部分。概说部分简述了病名、病因、病理及治疗方法；证治部分分列该病的若干证型，每证下分症状、治法、处方及加减法，体现了"辨证论治"精神和理、法、方、药的具体运用及灵活变化。

二、《中医妇科学讲义》

卓老是高等中医药院校《中医妇科学》教材的奠基人，曾主编全国高等院校试用教材《中医妇科学》第一、二版。《中医妇科学讲义》一书系卓老采撷各家精华编写而成，内容精练，文字通俗，共分为上下两篇，1960 年由人民卫生出版社出版。上篇总论，阐述了妇女的生理、病理特点，辨证、治疗的一般规律，以及预防、卫生知识；下篇各论，分别论述了月经病、带下病、妊娠病、产后病及妇科杂病等常见疾病的病因、病机和辨证、治疗方法。

书中卓老首次提出了治疗妇科疾病的三大基本原则：调气血、和脾胃、养肝肾。因特殊的生理特点，女性情绪易波动，往往导致气血不调，脾胃失和，肝肾亏虚，冲任亏虚等现象，进而导致经、带、胎、产等疾病。女性以血为本，而血随气行，无论任何因素，影响气或血，就会使气血运行失常，气血失和从而引起妇科疾病。所以治疗上应以调理气血为首，气血调匀，则脏腑安和，经脉通畅，冲任充盛，经、带、胎、产等方面的疾病自然就会痊愈。脾胃是后天之本，气血生化之源，胃主受纳腐熟水谷，脾主运化水谷、敷布精液，水谷入胃，通过腐熟运化，才能奉心化赤而生血。故和脾胃正是为了调气血，可见和脾胃是治疗妇科疾病的重要一环，尤其是老年妇女，经断以后，肾气逐渐衰竭，气血俱虚，全赖水谷滋养，此时补脾胃以滋化源，后天养先天就更为重要。肝肾在女性生理作用上，一主藏血，一主藏精系胞，又肝为肾之子，肝主疏泄，肾主闭藏，二脏同处下焦，肝肾同源，分司开阖，故两者关系密切，许多妇科疾病的发生因肝肾亏虚或冲任损伤所致，故治疗上常从肝肾入手，治肝肾即是治冲任，肝肾得养，则冲任功能自然恢复，故养肝肾也是治疗妇科疾病的基本原则之一。

此外，卓老还率先提出"经断前后诸证"的病名，并提出了相应的病因病机、治疗原则和代表方药。

三、《中医妇科治疗学》

《中医妇科治疗学》一书，系先生生前穷毕生心血，根据中医理论，参考古今妇科文献，再结合世代家传和个人三十余年的临床经验，通过教学实践，系统整理而成，1961 年由四川人民出版社出版。

全书分为上下两篇，上篇总论，主要介绍了妇科的定义和范围，妇科学的发展概况，冲任督带四脉和妇女的生理关系，以及治疗原则。下篇各论，分别论述月经、带下、妊娠、临产、产后和妇科杂病的病因、病理、辨证、治疗的方法。每一证候分概述、辨证论治两个部分。为了追本溯源，又适当地引用了一些古人的学说。全书自成系统，内容精炼，文字通俗，从病种、证型到选方用药（自制方、习用方），都是先生几十年临床经验的结晶。先生从整体观出发，根据"辨证求因，审因论治"的原则，提出"妇人疾病本于冲、任二脉，责之肝、脾、肾三经，并以调气血、和脾胃、养肝肾为主要大法"的学术见解和"着重调整和恢复机体自然功能"的学术观点。先生临证经验丰富，重视"妇女以血为主，并以血为用"的生理状况，对妇科疾病的论治，重在调气血、养肝肾、和脾胃。具体施治时，要补而不滞，滋而不腻，温而不燥，清而不凝，行而不破，涩不留瘀。先生临床用方精而不杂，形成组方药味少、用量轻、价低廉的特点。

原书于 1961 年出版后，深受广大读者的欢迎和好评。本书对中医妇科的教学和临床应用有较好的参考价值，一时洛阳纸贵。为了满足广大读者的要求，四川人民出版社对本书提出了修订再版的要求，经成都中医药大学（原成都中医学院）中医妇科教研组研究后确定，由原协助卓老编写该书的陶涵清同志执笔，对原书做了必要的补充和修改，在编修中特别注意补充了过去未收录的卓老的治疗和用药经验，使之更趋全面。之后，又经中医妇科教研组讨论，复由卓老生前好友唐伯渊主任审阅，最后经学院学术委员会审定，于1980年再次出版。本书是卓老自身经验总结的传世之作，是一部有较高临床价值的专著。

书中的一大特色是：处方用药除选用疗效显著的古今名方外，还着重增加了很多自制方剂，力求简便有效。全书共载有卓老常用自制方剂155首，多有匠心独运之处。

先生所拟的通脉大生片，至今仍是成都中医药大学附属医院妇科的协定处方，是用于妇科临床50余年的重点院内制剂。该方药物由杜仲、桑寄生、紫河车、续断、菟丝子、荔枝核、枸杞、肉苁蓉、鹿角霜、砂仁、艾叶、茯苓、当归、山药、何首乌、台乌药、车前子共17味中药组成，具有温肾填冲、调补气血、通畅脉络等作用，主治妇女肾阴阳两虚偏重于阳虚的不孕症、闭经、月经稀发、无排卵型功能失调性子宫出血（本方有促排卵作用）等。

"加减苁蓉菟丝子丸"亦是先生的临床经验用方，载于《中医妇科治疗学》一书中。该方主要由肉苁蓉、菟丝子、覆盆子、枸杞子、桑寄生、熟地黄、当归、焦艾叶组成，是临床上常用于治疗肾虚不孕症的经验方。该方主要用于因肾气虚弱，精血不充而致冲任二脉不能相资，胞宫不能摄精受孕的不孕症。临床常见婚久不孕，经期延后，量少色淡，白带清稀，腰酸痛，小腹冷，夜尿，面色晦暗，苔白润，舌质淡，脉沉细。另外，该方还用于肾虚冲任失养之月经后期、月经过少、闭经、痛经、月经先期、月经过多，肾虚冲任蓄溢失常之月经先后不定期、崩漏等病证。

附 录

附一　我的父亲卓雨农

　　我的父亲卓雨农，1906 年出生于四川成都的一个官宦人家。父亲自幼入乡间私塾就读，聪慧过人，熟读先生所授四书五经，每辄出口成诵。不及弱冠之年便由祖父卓翰屏授以岐黄之术，熟读《内经》《难经》《伤寒论》《金匮要略》等经典古籍，受祖父言传身教，耳濡目染。父亲对中医悟性极高，触类旁通，刻苦钻研，精研内、妇、儿等各科，对妇科尤有造诣。父亲 17 岁便开始行医济世，18岁即参加四川省中医资格考试，名列前茅，颇具名气。其后更是以少年英才悬壶济世于蜀中，声名远扬。

　　父亲独立应诊之时，正值军阀割据、战火纷飞的年代。蜀中达官贵人、富家名媛生活富庶，衣食住行均极为考究，平日进食补品、惜福养身，偶感风寒、腹泻之类小疾，动辄延请蓉城各科名医往诊，处方精当，用药道地，药到病除，自当无恙。平民百姓只求菜粥果腹，若有内伤外感诸证，哪得余资延医诊治！唯有求医问药于江湖郎中、封建道门，适逢其证，一息尚存，还可休养将息，以求自愈；药不对证，甚至服食"道公""仙姑"所售剧毒"金石灵丹"，只得一命呜呼。父亲痛感庸医误人、百姓失治之乱象，鞭策自己不能自满，要以更好的医术治疗患者。他不断整理家传经验、著述，同时更加刻苦地研习中医古籍，在日常应诊工作之中不断提高诊疗水平，在乱世之中以医道闻名巴蜀，载誉蓉城，举城上下无人不知，有"卓半城"之雅誉。父亲以药王孙思邈《大医精诚》为鞭策，从未因患者贫富贵贱、高低尊卑而在诊疗中有过丝毫区别对待。彼时居住在茶店子附近（成都市西北郊），只有陋屋数间，住地偏僻，家资拮据，难以建成独立诊所坐馆应诊。家中兄弟三人年幼，尚需母亲照顾，一家生计全赖父亲一人，以致父亲成名多年，仍是粗茶淡饭，家人亦习以为常。

　　在旧社会，大夫出门应诊是不会主动索要诊金的，许是医者的傲气使然。父亲到名门望族公馆应诊，专人黄包车接送自不待言，就诊结束后，患者家人多会在桌角置一红色信封，内常有银元一枚，多者数枚，称之为"车马红封"，是为诊金；而到贫居陋巷应诊结束后，患者每每面露惭色，仅可拿出铜元数枚，贫者或只有粗粮一袋相抵。每当遇到贫苦人家，父亲总是主动减免诊金，施医送药。而对于戏子、苦工、警察等当时社会地位卑微、所谓"下九流"之辈，父亲尽心诊治，态度谦恭，更是不取一文。虽然家贫如故，但父亲未曾减弱半分对他人的怜悯之心，不仅时常资助族中翁媪孤寡，老弱病残，连当时的豪门大族为延医诊治便利而专为父亲雇佣的黄包车，父亲都要自付修理费用，为的是让家境更窘迫于他的黄包车夫的生活能宽松一些。

中华人民共和国成立前，民间普遍缺医少药，因此医生地位崇高，多数患者并不十分清楚所患何病，该请何人诊治，见是医馆抬脚便入，而一些医者更是毫不考虑该病诊疗用药是否得当，只管开药收费，以致失治误治。由于当时生活条件恶劣，多诊治一个患者，便多一分收入，这其中或许夹杂着部分医者对于生活的无奈。父亲以妇科闻名蓉城，兼通内、儿科，但亦非全才。每有患者所患疾病父亲无十分把握，便会果断告知患者此病非己所长，延请何人诊治更为妥当。像当时内科名家张澄庵、曾彦适，外科名家黄柱臣，眼科名家朱震川，儿科名家谢铨庸，父亲都曾向患者大力推荐。甚至当时名扬蓉城的另一位妇科名家唐伯渊先生，父亲亦向患者诚意举荐，毫无门户之见，此后父亲与唐伯渊先生在妇科上多有交流，二人惺惺相惜，结为至交，也成为一段医史佳话。如今想来，不胜唏嘘。

中华人民共和国成立后，蓉城一派欣欣向荣之象。父亲颇感振奋，渴望在新时期尽己之长，能够治疗更多患者，为人民多做工作。1951年父亲接受四川省人民政府工作安排，就职于成都市第一人民医院，担任中医门诊部主任。虽然诊金收入减少，但对于金钱向来达观的父亲丝毫不以为意，而将更大的热情倾注在工作中。1954年父亲被选为四川省第一届人大代表、常务委员会委员，他将这视作人民对于他这个普通大夫的极高荣誉，不断地为四川中医的发展建言献策，奔走出力。1956年父亲升任成都市第一人民医院副院长，工作强度更大了，父亲肺病宿疾已有加重趋势，但他并未系统地治疗或向上级申请休养，对工作的热情亦未减退一分。1957年父亲调至成都中医学院，任附属医院副院长兼妇科教研室主任。门诊、教学、病房查房、多科室会诊任务愈发繁重，咳嗽、喘促频频发作，父亲也只是短暂用药控制，强打精神继续工作。父亲的努力获得了回报，中医妇科科室建设不断取得成果，他本人也在1961年被评为全国文教卫生先进工作者，光荣地出席了全国群英会。当时还有一个插曲：父亲每周四都会在附属医院"特诊"坐诊，这是一项政治任务，关于诊疗内容父亲从未向我们透露。民间传言中央领导时常到成都来视察、疗养，但大家都未曾亲眼见过。直到后来父亲不在"特诊"工作了，才在一次闲聊中告诉我们，"特诊"其实是专为中央首长设置的，父亲曾经亲自接诊过包括朱德、陈毅、蔡畅、卓琳等党和国家领导人及其家属。而在提及此事时，父亲只是寥寥数语，没有一丝夸耀之感，仿佛与接诊普通患者并无二致。

1962年，积劳成疾的父亲终于倒下了。几十年来艰苦的生活条件和父亲不计付出的忘我工作，已经把他的身体彻底拖垮了。当时适逢"三年困难时期"，父亲久卧病榻，普通饮食都难以保证，更遑论高级营养品和特效药品了。虽然父亲是享受政府津贴的专家，但当时普遍困难的大环境下，他所得的一点鸡蛋、大米对于他的病情来说只是杯水车薪。即使到了病情恶化阶段，他仍在为妇科建设殚精竭虑。由于常年工作已经占满了他的时间，父亲并未留下许多著述，这是他十分遗憾的事情，可是当时的他除了能问问妇科最近发展好不好外，已经有心无力了。1963年，年仅57岁的父亲在病情迅速恶化、连续昏迷7日后，永远地离开了我们。

时至今日，父亲已经离开我们50多年了。在一代又一代四川中医人的薪火相传和不懈努力之下，四川中医妇科得到了长足的发展，培养了一大批优秀人才。父亲只是一个平凡而又普通的医生，虽然逝去多年，仍能得到大家的敬仰和尊重，大概是父亲亦未能想到的。值本书出版之际，谨撰文纪念父亲，希望本书的出版，能够感召更多有志于中医的后学立志中医、扎根中医、奉献中医，如孙思邈所言"誓愿普救含灵之苦"，以真才实学，真情实意造福患者，救济苍生。若父亲在天有灵，亦当大为欣慰吧。

卓启墀口述　赵俊峰整理
2013年3月6日

附二　戊寅心得：内科医案二则

雨农氏记

一、民国戊寅夏五月

有本市牌坊巷之刘老，号道生，年已七旬余，身体颇健，突患头晕，耳门红肿作痛，耳心更甚。曾延医诊治，服药数剂，系平肝化热类，均未效。即邀余往诊。此老精神健旺，毫无嗜好，因客岁丧子，后时常忧郁，故患今日之病。诊以脉象左寸微数，左关沉数而有力。头部及耳门均红肿痛甚。此乃肝胆真热上冲之故，拟方服后即见大效，外嘱用鲜桑叶贴头颊部。治方列后：

夏枯花五钱，刺蒺藜三钱，菊花四钱，龙胆草五钱，石决明三钱，薏苡仁二钱，木通二钱，炒栀子一钱，晚蚕沙五钱，连翘三钱，土茯苓三钱。万应锭一粒单服。

前方服后病去大半，再拟一方列后：

石决明三钱，刺蒺藜三钱，夏枯花三钱，鳖甲一钱，山栀仁二钱，蚕沙一钱，炒青蒿二钱，龙胆草一钱，黄杭菊二钱，薏苡仁二钱，郁李仁三钱，木通二钱。

二、民国戊寅仲夏

有李妪，年已七旬，近因避空袭，离省赴乡居住。忽因感冒，服药无效，乃回蓉就医，即延余往诊。视之患者神昏谵语，不识人事，起动均有力，好说神话。诊得脉象左寸关浮数而有力，舌干口渴，遍体烧热，苔深黄而蛋白底，显系湿热内伏，包络及肝脏均伏有热，故如此现象。初拟方一服即效：

全连翘四钱，炒栀子二钱，酒黄连八分，淡竹叶三钱，天花粉三钱，知母二钱，莲心一钱，木通二钱，豆黄卷四钱，刺蒺藜三钱，紫雪丹三分。

此方服后本病大减，惟神志尚未十分恢复，脉已减退，口渴及舌苔均退。余即就原方去紫雪丹，加黄芩，立方一剂，命再服。次日病更松，即食干饭一碗。第三日晨，余往诊，视之则病势更甚，舌黑无液，幸无刺，谵如前，脉亦转洪数矣，颇有危险之象。此乃温病食复之故，火势复炽，将阴液枯竭，不能治救。余姑再拟一方令服，方列后：

犀角屑五分，玄参四钱，知母三钱，细生地黄二钱，天花粉三钱，酒黄连七分，全连翘三钱，郁金二钱，麦门冬心一钱，莲心一钱。外用鲜稻露二斤，当茶解渴。

此方服后，病势至是日午夜即减。渴止烧退，已能合眼安眠 3 小时。翌日往诊，舌黑退而津液大生，神志清楚，较第一方服后更为有效，姑录之以供参考。

附三　重症肌无力案

潘某，女，30 岁，干部，门诊号 20510。

因吞咽和全身无力，说话易倦，语言不清 10 年，于 1959 年 3 月 5 号来诊。

病员于 10 年前一次看电影中，甫及半场，即觉眼皮重坠，睁眼费力，头抬不起，需将枕部斜靠椅背上始继续看完。5 年前出现说话困难，费力，且吐词不清，只好书面写出请人代读。2 年前复现吞咽和全身无力，写字只能写几个，再写即觉无力而且字迹不清。以后病情逐渐加重，说话仅可说 1 分钟许，无人帮助便上不了公共汽车，站 10 分钟许就要跪下，食物在嘴里无力嚼咽。1957 年 3 月 14 日住入四川医学院第二附院神经科，胸部照片胸腺无长大，血和大小便常规正常，血清钙 10mg%，磷 6mg%。诊断为"重症肌无力"。用氯化钾、新斯的明等，当时有效，停药则又发。曾用针灸治疗亦未见效，乃至我院诊治。

据病员上述现象，诊为"痿证"，用补肾坚骨、除湿强筋法，于虎潜丸（方略）加茯神、泡参、葛根、刺蒺藜、茅苍术、桑寄生等出入服用。6 剂后减轻，更服 6 剂而愈。

按语： 虎潜丸由黄柏、龟甲、知母、熟地黄、陈皮、白芍、锁阳、虎骨、干姜组成。方中黄柏、知母泻火清热；熟地黄、龟甲、白芍滋阴养血；虎骨强壮筋骨；锁阳温阳益精；干姜、陈皮温中健脾，理气和胃。诸药合用，共奏补肾坚骨、除湿强筋之功。

患者久居湿地或涉水冒雨，湿邪外袭，浸淫经脉，营卫阻滞，气血运行不畅，筋脉失养，发为痿证。此外，先天不足或房劳太过导致肾精亏虚，筋脉失养，也可以形成痿证。正如《素问·痿论》所云："有渐于湿，以水为事，若有所留，居处相湿，肌肉濡渍，痹而不仁，发为肉痿。""肾气热，则腰脊不举，骨枯而髓减，发为骨痿。"故卓老从补肾坚骨、除湿强筋两个方面入手以虎潜丸加减取效。

附四 产后流血的诊断和处理

根据张光玕先生的记录整理

1957 年中华医学会成都分会妇产科学会开展了一场临床病例讨论会。会议主要讨论了卓雨农临床医案会诊一例——产后流血的诊断和处理。四川医学院熊璧双医师、邓长安医师基于西医理论，分析了该病的临床特点、诊断及鉴别诊断等；成都市第一人民医院卓雨农先生从中医学理论出发，探讨了本病的病因病机，巧妙地运用治崩三法——塞流、澄源、复旧，最终患者血止，垂危的生命得以挽救。此次讨论是一次中西医思维的碰撞，亦凸显了中医药治疗疑难杂症的特色与优势。具体总结如下：

一、病史回顾

21 岁龙性患者，结婚 5 年，生产 3 次，末次生产时间为 1954 年 12 月 12 日（地点：广元医院）。患者产后 5 小时出现阴道大出血，经急救后，因贫血太甚，于 1954 年 12 月 22 日转入成都铁路医院住院治疗。患者否认既往类似生产后阴道大出血病史。入院症见：面色苍白，精神欠佳。查体：心尖区收缩期杂音，宫底在耻骨联合上二指，阴道黏膜苍白，有少量暗红色血液，宫口容一指尖。给予输血及其他辅助治疗后，患者情况好转，能起床活动，但阴道仍有暗红色血液流出。1955 年 1 月 5 日行刮宫术，刮出少许胎盘组织及血凝块，因觉宫底有凹部并有鲜红血块大量流出，遂予纱条填塞止血，取出纱条后随时即有出血。1955 年 1 月 13 日行第二次刮宫术并行子宫颈撕伤修补术。术后病理报告：慢性子宫颈内膜炎，肌壁退变之蜕膜组织。术后仍有断续较大量出血，乃于 1955 年 1 月 19 日转入四川医学院。入院查体：体温 99 ℉（约 37.2℃），脉搏 120 次 / 分，呼吸 24 次 / 分，血压 90/34mmHg，慢性病容，身形消瘦，精神差，面色、唇、结膜苍白，心尖区有收缩期杂音，腹部呈舟状腹不膨出，柔软，无压痛及反跳痛，未扪及明显包块。妇科检查情况：外阴、阴道正常；子宫颈有少量鲜红色血液流出；子宫前屈，稍大于正常；双侧附件正常。给予高铁高蛋白饮食、抗生素、维生素 K、维生素 C、输血（1200mL）等治疗后出血无明显减少，遂行第三次刮宫术。术后病理回示：坏死组织及血块。术后出血稍有减少，但后又出现阴道断续出血，估计出血量大于 200mL。给予输血（500mL）治疗后出血增加，予纱条宫腔、阴道内填塞，出血仍未减少，估计总失血量大于 500mL，并出现血不凝现象，可见上耳部、臀部注射针孔处不断流血。予 10% 葡萄糖酸钙、凝血质、维生素 K 等治疗后无明显改善，患者呈现休克状态（血压进行性下降、脉搏微弱）。遂于 1955 年 1 月 24 日凌晨 3 点行全部子宫切除术。术中见：一切组织易流血，左侧韧带内有静脉曲张易流血。术后组织送病检，结果回示：产后子宫，未见绒毛膜上皮癌，输卵管轻度发炎，卵巢滤泡性囊肿，阔韧带血肿，腹膜充血。术后继续给予输血，情况好转，但 2 小时后腹部切口大量浸血，量约 100mL，并继续浸血。予请内科会诊，意见如下：凝血机制混乱。又给予输大量鲜血、凝血质、维生素 K，并以细齿镊夹持伤口，涂以凝血质，再盖以冰袋，12 小时后，出血稍好转，脉搏 140 次 / 分，呼吸 24 次 / 分，血压 72/30mmHg，仍继续输血（共输血 4200mL）。24 小时后情况稍好转，脉搏 110～140 次 / 分，呼吸 24 次 / 分，血压 80～100/50～60mmHg，腹部伤口仍有少量浸血，阴道又开始断续流血，每次 30～200mL。又予阴道内用淀粉海绵、凝血质均无效，阴道仍不断有大量流血，每次输血后，流血反更多。一般情况更趋恶化，精神差，面部、四肢浮肿，下肢右腿不能动，饮食量少，并时有呕吐。遂于 2 月 7 日（出血 57 天不净）请中医卓雨农先生会诊。症见：血仍不止，时有血块流出，腹部肌肉枯黑无泽，小腹肌肉微见肿硬，颜面苍白，语言低缓，舌淡苔白，口唇、齿龈均无血泽，面目手足浮肿，下肢右腿不仁，左腿麻木，手足心粗糙，关节与腰部疼痛，阴道除下红血块外兼有脓汁流出，小便淋沥不禁，耳垂取血已成淡黄色液，六脉微弱。给予口服中药（党参 30g，黄芪 15g，白术 12g，大熟地 12g，龙骨 15g，牡蛎 9g，乌贼骨 30g，阿胶珠 6g，蒲黄炭 3g）。2 月 15 日复诊，再予服上方 3 剂。2 月 21 日查看患者，患者阴道仍不时有血块流出，苔仍白，但食欲渐增，精神好转。以前方

去大熟地，加泡参 15g，血余炭 9g，三七 1g，姜灰 1.5g，升麻 1.5g。服此方至 2
月 25 日，出血已净，但仍有少量脓汁流出。继续予中药调理，至 3 月底患者一
般情况正常，能起床各处游玩，稍有贫血。后患者于 4 月 2 日出院，出院后情况
良好，2 个月后恢复正常工作，身体健康，面色红润，无流血情形。

二、临床讨论

1. 四川医学院熊壁双医师首先总结产后出血的常见原因。①子宫收缩无力，
全身衰竭，炎症，子宫过度伸张、瘢痕、肿瘤等。②胎盘滞留，引起子宫收缩
不好，血窦不能关闭，形成胎盘息肉。③产时、产后损伤外阴、阴蒂、子宫颈。④造
血器官功能紊乱，凝血作用减低。⑤全身营养不良。因考虑患者宫内组织残留，
引起子宫收缩，遂行第一次刮宫术，刮出少许胎盘组织。术后觉宫底有凹部并有
鲜红血块大量流出，遂予纱条填塞止血，取出纱条后随时即有出血。行第二次刮
宫，病检提示：慢性子宫内膜炎，蜕膜组织。同时行子宫颈裂伤缝合术，填塞纱
条均不能止血，故考虑有绒毛膜上皮癌的可能，行子宫全部切除术。手术后伤口
及周身针刺处皆流血，又考虑到造血机能紊乱。西医妇科尽最大努力，对症处
理，并认为哪个器官流血就去掉那个器官，但最终未能止血，患者日渐衰竭，最
后予中医治疗，才挽救了患者生命。

2. 四川医学院邓长安医师总结该病案的临床特点。①产后 5 小时出现阴道
大出血。②行 3 次刮宫术及 1 次子宫颈裂伤修补术，发现有子宫内膜炎及遗留
物。③流血程度与贫血程度呈正相关。④行全部子宫切除术后，出现全身出血。
⑤肝、脾、淋巴结未及肿大。⑥经输血约 10000mL 后仍未见效。⑦流血停止后止
血现象良好。

归纳血象的前后表现有：①凝血时间加长到 1 个半小时到 2 小时 50 分；②流
血时间正常；③血小板数目正常；④血块收缩正常；⑤凝血酶原时间正常；⑥白
细胞初时未降低，后降低；⑦有低色素缺铁性贫血。

根据临床特点与血象表现，主要与以下疾病相鉴别：

（1）再生障碍性贫血：①常先有严重的贫血，然后再有流血，本病案显然不

是如此。②贫血之程度同流血程度不相符，即贫血程度远超过流血程度。③血液常有全面抑制情况，而本病案白细胞、血小板并未下降。④流血停止后血象不会有很大改变。本病案均不具有以上特点，可资鉴别。

（2）脾功能亢进：①血小板单独降低；②脾常有增大；③流血程度稍轻；④可反复发作；⑤输血后大多数有好转。本病案不具有以上特点，可资鉴别。

（3）白血病：①外周血大多数可见有不成熟细胞；②肝脾及淋巴结有不同程度的增大；③如有大规模皮下及各处出血者，大多数为急性，而急性白血病多数在半年内死亡，而本病例则好转而且痊愈。故通过以上特点可资鉴别。

本病案初步诊断为产后假性血友病。诊断依据：①产后假性血友病的发病机制是母亲对遗留下来的胎盘碎片起了免疫作用。母亲对胎盘碎片所产生的抗体，恰巧就是抗血友病因子的抗体，若母亲血浆内因没有抗血友病因子，所以就会全身出血，凝血时间也延长，还会中和输进来的血内所含的抗血友病因子，使输进来的血起不了应起的作用。这种母亲对输血所起的反应正如同男性血友病患者经多次输血后产生了对抗血友病因子的抗体，因而对输血失去了效果的情况是一样的。②产后假血友病多发生在产妇生产后数天，或数月内，她们常有小块胎盘遗留在子宫内。检查血小板正常，凝血酶原时间正常，而凝血时间延长，Biggs氏有8例同样情况的报告。本病案是产后大量流血，有遗留物在胎盘，凝血时间延长，其他凝血检查均正常，对输血不发生良效，以上完全符合产后假性血友病的诊断。

3. 成都市第一人民医院卓雨农先生的论述：患者以产后大量出血不净为主要症状，多应归属于中医学"血崩证"范畴。中医学认为血崩证的主要病因有：血热，迫血妄行；虚寒，脾不能统血；劳伤、气陷，气不摄血；血瘀，血不循经；虚弱等。该患者出血发生于新产后，产时耗气伤血，长期大量流血使气血愈伤，冲任受损。气无力以帅血，血不凝以固气，故令其崩下不止。有形之血难以速生，无形之气所当急固。初诊时患者已出血57天不净，颜面苍白，语言低缓，舌淡苔白。急则治标，当以塞流止血固脱为先，以大剂量党参、黄芪益气固脱；龙骨、牡蛎、乌贼骨固涩止血；同时正本清源，以熟地黄、阿胶养荣益血；白术健脾胃以资血之源；气虚运血无力，血易停留成瘀，加蒲黄炭化瘀。全方体现治崩之法的灵活应用。服药约 2 周后，患者食欲渐增，精神稍好，脉转沉细，苔仍白，阴道仍不时有血块流出，虽较过去少些，但仍未脱险，继以前方为基础方加减。脾乃后天之本，气血生化之源，长期服用熟地黄滋腻碍脾，故去之。加姜灰引血归经，且有补火助阳收敛之妙，三七养血化瘀止血。续服中药至 2 月 25 日，出血完全停止，但仍有少量脓汁流出。予继续中药调理复旧，最后患者得以恢复，能正常工作。

附五　卓启墀老师医案选载

一、子宫残角妊娠 4 例报告

子宫残角妊娠在病理产科中颇为少见，妊娠至足月者更为少见，实际上子宫残角妊娠并不如我们想象的少。子宫残角妊娠往往被忽视，发生误诊，导致不良后果。

1. 子宫残角妊娠报告

本文将山东省立第一医院的 2 例、鞍山铁东医院的 1 例及上海第六人民医院的 1 例子宫残角妊娠情况报告于下，并结合有关文献，加以讨论。

例 1　住院号 57647，21 岁，于 1957 年 12 月 1 日入院。主诉：停经 11 月余，腹痛 10 日余。末次月经 1957 年 1 月 9 日，预产期同年 10 月 16 日。妊娠早期有轻度恶心及呕吐，停经 4 月余有胎动，但在 2 个月前感觉胎动消失。近 10 天来腹部有疼痛及下坠感，行动及接触腹部时尤剧，同时伴有不规则阴道少量血水及小血块。以往月经正常，结婚两年，此为第一次妊娠。入院检查：痛苦表情，血压 104/70mmHg，宫底在脐上 4 指，子宫呈纵行，腹壁紧张，压痛明显。无明显宫缩，胎位摸不清，胎心听不到，先露部摸不清，无阴道流血。肛查：先露部很高摸不清，宫口未开，骨盆外测量正常。血常规：血红蛋白每升 12g，红细胞每立方毫米 374 万，白细胞每立方毫米 1090。

初步诊断：①过月妊娠；②产前死胎；③胎盘早期剥离。

12 月 3 日以药物引产未见效，12 月 4 日用垂体后叶素静脉点滴引产，患者有轻微宫缩，但宫颈不开，乃于当日下午做阴道检查，准备人工破膜。患者宫颈很紧，遂改用探条引产，探条插进宫口 5 ~ 6cm 深不能再插入，乃做双合诊检查，发现在"子宫"之左后方有一个 8cm×5cm×3cm 的实质包块。宫颈口未开，在"子宫"上能摸到很硬的胎儿部分，怀疑腹腔妊娠，立刻做子宫碘油造影。发现子宫偏左，宫腔充盈很好，大小正常，左侧输卵管通畅，离子宫腔4cm距离的大包块内有一完整的胎儿骨骼，臀位，胎儿脊柱过度弯曲，胎儿颅骨塌陷重叠。放射科结论：子宫畸形合并妊娠（死胎）；异位妊娠。

当日在麻醉下做剖腹探查，发现有一椭圆形的大包块（原妇检考虑为"子宫"）约7月余妊娠子宫大小，其右角有一正常输卵管、卵巢及圆韧带，真正的子宫在包块左方，大小正常，左角有一正常的输卵管、卵巢及圆韧带，右角无输卵管，仅有一长8cm的索带与大包块相连。乃切除包块及索带，未见有瘘管与子宫腔相连，右侧附件保留，手术经过良好，术后第9天出院。病理诊断：子宫残角足月妊娠。

例2　住院号58416，31岁，于1958年1月4日入院。主诉：停经3月余，左下腹剧痛9小时。末次月经1957年9月中旬。患者妊娠早期有恶心呕吐，二十多天前发觉左下腹有一鸡蛋大包块，逐渐长大，至今已如成人拳头大小。入院当天早晨上班途中突觉左下腹剧痛，呈阵发性，但无阴道流血。患者月经16岁初潮，$\frac{4\sim5}{30}$，1954年以来月经$\frac{7}{40\sim50}$，1957年以来更不规则，$\frac{10\sim20}{20\sim30}^+$。结婚12年，第一胎足月顺产死产，原因不详；第二胎在妊娠7月余时因胎位异常行外倒转术而致早产，胎儿死亡。

入院检查：痛苦表情，血压120/70mmHg，左下腹可触到一10cm×10cm×10cm包块，不活动，表面光滑，压痛明显。子宫颈闭合，子宫体大如2月余妊娠，偏右，在左侧可触到上述包块。血常规：血红蛋白每升14g，红细胞每立方毫米460万，白细胞每立方毫米9800。印象：早期妊娠合并卵巢囊肿扭转。当日在腰麻下施行剖腹探查，发现子宫大如2月余妊娠，偏右，其右上角有一正常输卵管、卵巢及圆韧带。子宫左侧有一12cm×10cm×10cm囊性包块，包块左侧附一输卵管、卵巢及圆韧带。包块内侧下端有一3cm×2cm×0.5cm之蒂连于子宫颈。乃将左侧之子宫残角及附件截除。手术经过良好，术后第12天出院。病理诊断：子宫残角妊娠。

例3　住院号63851，23岁，于1957年2月17日入院。主诉：停经3月余，下腹部剧痛5小时。末次月经1956年11月11日。停经后无特殊情况，2月17日下午5时在家吃饺子，突觉左下腹疼痛，随即呕吐，但无阴道流血，旋即昏迷，人事不知。于当晚10时半因疼痛难支，急症入院。患者月经一向规则，结婚 4 年，足月顺产 1 次。入院检查：面色苍白，血压 50/10mmHg，下腹有明显压痛，尤以左侧为剧，腹肌轻度抵抗，有反跳痛及移动性浊音。阴道正常，子宫后倾，大小正常。宫颈有举痛，两侧未摸到包块，但有明显压痛，左侧更甚。后穹隆穿刺出暗色血液 10mL，不凝。血常规：血红蛋白浓度 58%，红细胞每立方毫米 287 万，白细胞每立方毫米 16500。初步诊断：左侧输卵管妊娠破裂。即刻给患者输血 600mL 后，在局麻下施行剖腹探查，发现腹腔内有血液 1000mL，子宫正常大小，右侧输卵管、卵巢正常，左侧近子宫角处有一鸡蛋大包块，内有 6cm 长之胎儿，圆韧带在包块外侧。乃切除包块结扎，未见有管道与宫腔相通，手术经过良好，血压升到 110/60mmHg，术后第 8 天出院。病理诊断：子宫残角妊娠破裂。

　　例 4　住院号 17016，23 岁，于 1958 年 7 月 18 日入院。主诉：停经 16 个月，胎动已消失约 5 个月及腹痛半个月。患者预产期为 1958 年 1 月 1 日。1 月 28 日因下腹痛及阴道少量流血而入某产院。当时听到胎心，但无规则性宫缩，故住院数天后即回家。在 3 月初患者自觉胎动消失，逐渐感觉食欲不佳，再入产院要求引产。该院给药物引产无效乃转入我院。自胎动消失后患者每隔 1 ~ 1.5 个月阴道流血一次，每次约 4 日净，最近半个月有阵发性腹痛。患者月经一向规则，结婚 3 年，此为第一次妊娠。入院检查：表情痛苦，血压 120/80mmHg，宫底在脐上 4 指，腹壁紧张，略有压痛，胎儿在宫腔，胎位不清，胎心未听到，先露部较高，子宫颈光滑，宫口未开，与宫颈连接者为一正常大小子宫，偏左。在子宫右侧为 20cm×18cm×18cm 之肿块，较高，可活动，与子宫可分开，并可触到高低不平之胎儿部分。血常规：血红蛋白每升 12g，红细胞每立方毫米 439 万，白细胞每立方毫米 8200。初步诊断：腹腔妊娠。立即做 X 线摄片，用探针插入正常子宫，宫腔为 8cm，探针外的大肿块内有一完整的胎儿骨骼，臀位，数骨重叠，脊柱过度弯曲。根据以上病史及体检所得，诊断为子宫残角妊娠。在乙醚麻醉下做剖腹探查。发现大肿块如 7 月余妊娠子宫大小，宫底有一 0.5cm 穿孔，有少量出血，右角有一正常输卵管、卵巢及圆韧带，内侧有一 4cm×6cm 之蒂与左侧之正常子宫相连。子宫左侧之输卵管、卵巢及圆韧带并无异常，卵巢上有黄体可见。乃将右侧残角子宫及附件截断，手术经过良好，术后第 9 天出院。病理诊断：子宫残角妊娠；子宫早期穿孔。

2.讨论

（1）发病机制：胚胎发育第 16 周时，两侧密氏管之上 1/3 端不融合形成子宫腔、子宫颈及阴道，违反上述发育规律者，均可发生生殖器畸形。本文 4 例均在胚胎发育过程中一侧密氏管之中部未融合而形成子宫残角。1920 年 Humostone 指出残角在临床上如发生妊娠将引起严重的后果。因为残角部之子宫腔往往不与外界相通，并附有一输卵管及卵巢。Humostone 又指出残角部与正常子宫中部有一条约 1cm 宽，3 ~ 7cm 长的维带相连，有时这条维带中有管腔与正常子宫腔贯通。Koplowitz 认为这种管腔的存在约占 20%。1900 年 Keherer 所报告的 84 例中，78% 残角部不与正常子宫相通。残角部既然大都分不与外界相通，其之所以能受孕有两种可能性。①卵子外游：精子通过正常子宫腔与同侧卵巢之配合后经腹腔外游移至对侧子宫残角内着床发育。②精子外移：精子经腹腔外游后与残角子宫侧卵巢之卵子配合后至残角内着床发育。

（2）临床经过：子宫残角内妊娠一般与异位妊娠相似，除子宫残角逐月增大外，未受孕的一侧子宫内亦有蜕膜变化，体积也相应增大。如胎儿死亡，可发生蜕膜剥脱，引起阴道点滴出血或掉出子宫蜕膜管型。如果子宫残角的肌层发育不良，往往在妊娠四五个月时发生破裂，如本文例 3 引起的严重内出血，导致休克甚至死亡。Smger、Kehrer 及 Beckman 于 1884 年、1906 年及 1911 年报告有此种结果者各为 87%，47.6% 及 5.9%。另一方面，如果子宫残角的肌层组织发育良好，妊娠可以维持至数月（较少见，Beckman 统计占 20%），但易发生胎位异常，如本文例 1 及例 4 自然分娩更不可能，必须施行剖腹手术，否则残角部破裂可造成孕妇休克及死亡、胎儿死亡或可能变为浸软胎儿或变为石胎。

（3）诊断：子宫残角罕见，诊断更是困难，文献报告本病的死亡率可至 5.5%，甚至高至 87%。早期诊断和早期治疗是影响死亡率的主要因素，为此我们提出数点建议：

①询问病史时，从思想上对此症应有适当的认识和警惕，诚如 A.H.Hetyehko 指出如果医生对本病不熟悉，诊断是非常困难的。此外，因本症非常少见，一般产科医生不易想到，对病史及检查不加详细追问和分析，所以极易漏诊，例如本文中两例均有停经 10 个月以上的历史。如我们对本症早有认识应及时引起注意，做进一步检查后不难发现，如上两例患者下腹虽有阵发性疼痛，但无子宫颈扩张

现象。前两例患者事前未有正确诊断还进行了引产，甚至用垂体后叶素，这很容易导致子宫残角破裂，造成大量内出血，甚至可以发生休克以致死亡。

②根据 T.T.Tehtep 所指，检查时在相当于子宫内口处如触及一肥厚的蒂连接另一活动肿块时，应立即想到子宫残角妊娠的可能。我们完全同意这个意见。本文 4 例在手术中均发现有蒂连接现象，足见其重要性。

③另外，有专家指出，如在子宫残角的外侧可触到圆韧带也是一个重要的诊断征象。

④在检查时如发现胎位很高、胎位异常、子宫颈口紧闭难以扩张者，我们亦应想到子宫残角妊娠之可能。本文的两例均有此发现。

⑤临床上诊断仍不能肯定时，应考虑 X 线摄片，同时用碘油做正常子宫造影或用探针放入正常宫腔内。摄片中可见到正常子宫偏于一侧，并可见到胎儿在正常子宫外，胎位较高，大多呈臀位，如本文例 1 及例 4。总之根据病史及检查一般可得到初步印象，如进一步施行 X 线检查，则可使某些病例的诊断更为明显。

（4）鉴别诊断：①输卵管妊娠：子宫残角早期妊娠疑似输卵管妊娠。但一般输卵管妊娠发病较早，多在妊娠 12 周内发生破裂，且可在子宫的一侧或后面触到一软而有弹性的包块，子宫颈有提痛，后穹隆饱满。子宫残角妊娠大多在妊娠 4~5 个月时发生破裂，但需注意间质部输卵管妊娠破裂亦多发生在此期。间质部输卵管妊娠子宫不对称长大，两侧无包块触及。本文例 3 即因破裂后有内出血现象而误诊为输卵管妊娠破裂。

②妊娠合并卵巢囊肿蒂扭转：子宫残角妊娠时，正常子宫仍相应增大，因此检查时常易误诊为正常的妊娠子宫，而子宫残角则误认为是卵巢囊肿。如有腹痛及肿块触痛等症状，则又以为因囊肿蒂扭转之故。如本文例 2 在术前即将子宫残角误以为囊肿蒂扭转。这种情况时其鉴别要点为：残角子宫的大小必须与闭经的日期成比例，而囊肿的大小与行经时间无关。此外，卵巢囊肿的蒂细而长，较子宫内口的水平高得多，且自子宫外壁支出；子宫残角与正常子宫间的蒂较阔，位于子宫内口水平，且圆韧带在肿块的外侧，相反卵巢囊肿蒂扭转时，圆韧带在肿块的内侧。最后再做 X 线摄片，可在肿块内看到胎儿骨骼。

③腹腔妊娠：子宫残角妊娠末期颇似腹腔妊娠，但晚期的腹腔妊娠因胎儿位于腹腔内，无子宫壁的约束和间隔，有以下征象：胎位较高，常为横位，腹部有

按痛，胎儿部分易触及，胎动自由，胎心音明晰，胎囊不能收缩。子宫残角妊娠
至末期多无以上症状，只是患者有腹痛，腹部按痛，腹部紧张，双合诊检查除触
到子宫外，尚可触及较实质包块，有阔而平的蒂连于子宫内口，有时可触及残角
以外的圆韧带。本文例 4 即综合以上各点。

（5）处理：诊断为子宫残角妊娠后，不论妊娠月份的大小，即应做剖腹探查
术。剖腹时如证实为此，应将子宫残角及同侧附件切除，本文例 1 保留右侧附件
是不恰当的。

二、妊娠合并双角子宫扭转报告 1 例

韩安国、卓启墀于 20 世纪 50 年代报告了 1 例妊娠合并双角子宫扭转的病
例，通过对患者病史的详细回顾、体格检查、实验室检查和详细的手术治疗经过
的描述，分析指出了妊娠子宫扭转的主要原因可能是固定子宫的诸韧带失去固有
的平衡，以致使子宫及子宫颈失去平常的稳定性，以及子宫颈过长（特别是阴道
上端的部分过长）两个因素。具体总结如下：

1. 病史回顾

23 岁陈姓患者，于 1957 年 7 月 21 日因"停经 7 月余，剧烈腹痛 6 小时"入
院。孕 2 产 1，末次月经为 1956 年 12 月 5 日。患者自停经后无特殊不适，孕 5
月时至保健站常规检查，助产士称胎位不正，未予处置。患者自觉走路多时下肢
发胀及轻微浮肿，休息一夜后即肿退。入院前 4 天曾去保健站做常规检查，助产
士仍称其胎位不正，未做任何操作。患者回家后亦未做剧烈劳动，仅操家务。入
院当天（7 月 21 日）午后 3 点患者突然发生腹痛，且逐渐加重，呈持续性，阴
道流血很少量，似血性分泌物，下午 5 点左右自觉胎动消失。因腹痛继续加重，
于当晚 9 点入院。既往史无特殊，2 年前曾足月臀位分娩一男孩，健在，产后
无出血、发热及腹痛。入院时检查：血压 120/80mmHg，脉搏 88 次 / 分，体温
36.5℃，无浮肿，头胸未见异常。产科情况：腹围 83cm，宫底 27cm，腹部无紧
张，无压痛，胎位、先露不明。胎心未听到，阴道未见流血，肛查宫口未开且不
易触及，胞胎未触及。

患者入院后持续性腹胀，无明显腹痛。于次日凌晨 1 ~ 4 点入睡，至晨 6 点呕

吐 1 次，呕吐物为绿色黏稠物，未记载血压及脉搏变化。8 点又呕吐 1 次，患者自觉腹部自昨晚腹痛发作以来渐长大。查体：血压 90/50mmHg，脉搏 88 次 / 分，面色苍白，心肺未见异常。腹部无压痛，无抵抗；腹围由 83cm 增至 88cm，宫底由 27cm 增至 35cm，子宫仍居正中，胎位、胎心不清。血常规：血红蛋白浓度 58%，红细胞 262 万；尿常规：蛋白（＋），糖（－），白细胞（＋），红细胞（＋），上皮细胞（＋）。因肛查不清乃在消毒后阴道内检查：阴道上端狭窄，仅容一指，宫颈位于阴道上端狭窄深处，甚高，宫颈口歪向左上，宫口开一指，未见阴道流血溢液。当时诊断为胎盘早期剥离，内出血。立即行剖腹术，术中见子宫呈紫红色，未见两侧圆韧带，在子宫右后有一鸭蛋大的包块。再检查时发现为双角子宫，左侧子宫妊娠，顺时针方向扭转 315°，右侧子宫较正常子宫略大，左侧输卵管及卵巢被扭转至子宫后侧，已极度充血、肿胀，圆韧带位于两侧子宫外侧。乃行古典式切开妊娠子宫，宫腔中有血块超过 1000mL，胎盘已游离于宫腔内，完全剥离，羊膜囊未破，破水后，羊水未混有血液，娩出一男死婴，头位，七月妊娠大小。胎儿、胎盘取出后，子宫毫无收缩能力，如一松弛之囊肿，遂切除患侧之子宫及输卵管、卵巢。切除时发现左侧子宫在下段处与右侧子宫相通，共用一子宫颈。手术共进行 2 小时 9 分钟，输血 900mL。术后诊断为：双角子宫，左侧子宫妊娠七月余，左侧子宫扭转，胎盘早期剥离，子宫卒中，死胎。患者于术后 3 天阴道掉出一子宫蜕膜管型，并高热 39.4℃，经过抗生素治疗及补液后，次日降至 37℃，之后患者逐渐恢复，第 7 天拆线，伤口一期愈合。病理切片报告：①左侧子宫肌纤维被血浸润，诊断为子宫卒中；②阴道产出物为蜕膜组织。

2. 病例讨论

文献中报告的子宫畸形的发生率各不相同，1955 年国内张炼的报告为 1∶1026（即 0.097%），1941 年 Moore 报告为 1∶（500～600）。妊娠合并子宫畸形的发生率，1933 年 Camphell 的报告为 1∶100，1943 年 Taylor 的报告为 1∶1500，1954 年 Philpott 报告了 41 例，发生率为 1∶954。妊娠合并子宫畸形更容易发生合并症，如流产、早产、胎位不正、子宫收缩不良、产后出血等。妊娠子宫扭转是其中十分少见而且危险的合并症，1931 年 Robsin、Duvall 二人从文献中收集了 25 例，1934 年 Eastman 报告了 1 例，1953 年、1956 年国内报告了 3 例，共 29 例。妊娠子宫扭转主要的原因首先可能是固定子宫的诸韧带失去固有的平衡，以致子宫及子宫颈失去平常的稳定性，其次是子宫颈过长（特别是阴道上端的部分过长）。根据前文所述，综合国内外共 30 例（连同本例在内）妊娠合并子宫畸形，其中合并有双角子宫者共 5 例（占 1/6），而双角子宫的一侧妊娠子宫缺少了一边的圆韧带对子宫位置的固定，这与扭转的发生有一定的关系。国内报告的 3 例中，一例是双角子宫，一例为子宫颈完全进入腹腔，行圆韧带缩短术后继续妊娠到足月顺产。可见该例不但因圆韧带过长，而且盆底固定子宫颈的诸韧带亦有松弛方造成扭转。国内报告的 4 例中（含本例在内），2 例为第二胎，1 例第五胎，1 例为第四胎（双角子宫）。就以妊娠合并双角子宫而言，为何前几次妊娠时不发生子宫扭转，这也可能与经产妇盆底韧带松弛有关。总之，其原因是多方面的。

关于妊娠子宫扭转的临床特点和诊断，卓老等认为基本上是胎盘早期剥离的症状与体征（剧烈腹痛、内出血、子宫强直、胎心消失等症状），妊娠早期则与宫外孕相似。国内的 4 例和 Eastman 的 1 例中，除一例早期妊娠、子宫扭转外，都诊断为胎盘早期剥离，这是在扭转阻挡血液循环不可逆时造成胎盘分离的结果。其中一例在发病半月前有过一次全腹剧痛，昏倒 2 小时后自然痊愈，可能是扭转后又自行缓解。此时应与妇科和内外科的急腹症做鉴别诊断。

卓老等认为在诊断上需特别注意：

（1）子宫颈高，不易触到。国内所报告的 3 例都提到了这一体征。因为子宫扭转必然影响到子宫颈的位置。我们所报告的这例也很明显。阴道检查时发现阴道上端有特殊的柔软狭窄感，同时子宫颈很不容易寻到，颈口的方向也有改变，可惜当时我们缺乏经验，未予注意。

（2）外出血很少，甚至没有。国内报告的 3 例及我们报道的这例都是如此。此外，扭转疼痛的性质为持续性，逐渐加重亦可供参考。总之，本病诊断的重点在于阴道检查，特别是注意子宫颈的位置和子宫颈管的情况。

韩安国　卓启墀

三、妊娠合并心脏病 84 例的临床分析

卓启墀先生系卓雨农之子，毕业于华西医科大学，继承了父亲在中医妇科学

方面独特的造诣，另辟蹊径，中西合璧，乃中西医结合的专家。

卓启墀先生思维缜密，详细分析了来自鞍山钢铁公司铁东医院妇产科 1955 年 8 月 1 日到 1957 年 7 月 31 日期间住院的 8509 例孕妇（包括流产 2205 例），其中合并心脏病者 84 例，发生率为 0.99%。若不计人流病例，则 6304 例中合并心脏病者占 78 例，发生率为 1.24%。在诸多病因中，风湿性心脏病最多，达 89.2%。妊娠合并心脏病易发生心力衰竭，非常危险，是孕妇死亡的主要原因，本组 84 例中有 42 例发生心力衰竭，占 50%。在年龄方面，25 岁以上者，心力衰竭率显著增高，占 61.7%。三胎及三胎以上发生心力衰竭的比例显著增高。心力衰竭的发生率随心脏功能的级别而增加。妊娠加重了心脏负担，更易发生心力衰竭。在产前发生心力衰竭的 32 例中，妊娠 49 周以后发生者 24 例，占 66.6%。产后发生心力衰竭，以产后 24 小时内最易发生，10 例中占 4 例（40%）。有一例风湿性心脏病二尖瓣狭窄及闭锁不全的患者，产前及分娩情况均良好，但于产后第 4 天在局麻下施行输卵管结扎术，术后 2 小时突发心力衰竭。这说明手术能诱发心力衰竭，即使是比较简单的操作。还有一例系 26 岁之青年妇女，因第四胎足月孕合并风湿性心脏病住院分娩。于产后 28 天，因在家未得到适当休息而发生心力衰竭伴有心房纤维性震颤，经内科住院治疗，心力衰竭缓解。这提醒我们临床医生在产后的一段日子里都要注意，Eassman 认为产后 1～2 天心力衰竭的危险并未消失，可潜伏到 4～5 天。产后心力衰竭发生时间的延长，原因尚不明了，但发生前常伴随多尿，所以有心脏疾患的产妇应该在产后保持卧床 2 周以上。许多医家都赞成妊娠合并心脏疾病的患者在宫口开全时施行产钳助产术，缩短第二产程，减少产妇的心脏负担，避免心力衰竭的发生。本组施行产钳助产术者仅 5 例，这个数字甚低，但其余 73 例产妇中，并无一例于分娩时发生心力衰竭。这并不是反对施行产钳助产术。其中，有 2 例施用了头皮钳以缩短第一产程，1 例婴儿体重 1500g，产后 2 天因早产儿死亡；1 例婴儿体重 2500g，情况良好。伴有心力衰竭的 42 例中，给予洋地黄的占 50%，仅有 3 例采用毒毛旋花子苷 K 静脉注射。本组 84 例无一例采用洋地黄做为预防；采用青霉素做预防者共 51 例，占 60.7%。青霉素应用的最高剂量为 520 万单位，最低为 20 万单位，无一例发生细菌性心内膜炎。说明预防性使用抗生素的疗效显著。

附六　卓氏常用处方

A

艾附四神丸

补骨脂　五味子　肉豆蔻　吴茱萸　炒陈艾叶　厚附片

安露饮

生地黄　丹参　益母草　乌贼骨　茜草根　墨旱莲　炒蕲艾叶

B

柏子养心汤

柏子仁　茯神　丹参　枣仁　枸杞　熟地黄　郁金　泽兰

鳖甲养阴煎

鳖甲　龟甲　干地黄　枸杞　麦门冬　杭白芍　何首乌藤　地骨皮　茯神　丹皮

补气安胎饮

党参　白术　茯神　杜仲　续断　桑寄生　蕲艾叶　阿胶　乌贼骨

补肾安胎饮

党参　白术　杜仲　续断　狗脊　制益智仁　阿胶珠　蕲艾叶　菟丝子　补骨脂

补中参附汤

黄芪　白术　广陈皮　升麻　柴胡　党参　秦当归　炙甘草　肉桂　制附片

C

柴芩七物汤

柴胡　黄芩　法半夏　厚朴　茯苓　紫苏　香附

D

丹参泽兰饮

丹参　香附　延胡索　焦艾叶　泽兰　赤芍　山楂炭　炒黑豆

导痰调经汤

秦当归　丹参　橘红　建菖蒲　竹茹　泽兰

涤热逐瘀汤

丹参　丹皮　生地黄　三棱　莪术　延胡索　通草　香附　槟榔　大黄

冬地百部饮

干地黄　麦门冬　天门冬　广百部　生枇杷叶　浙贝母　女贞子　墨旱莲
苇根

独地汤

生地黄

独活通经汤

桑寄生　秦艽　独活　川芎　香附　姜黄　焦艾叶　防风

E

阿胶五苓散

白术　猪苓　茯苓　泽泻　肉桂　阿胶

阿胶养血汤

阿胶珠　泡参　干地黄　麦门冬　女贞子　墨旱莲　桑寄生

二香饮

香附　檀香　台乌药　青皮　姜黄　海藻　昆布　橘核　荔枝核

F

分清饮

茯苓　泽泻　木通　猪苓　栀子　枳壳　茵陈

扶脾舒肝汤

党参　白术　茯苓　柴胡　白芍　炒蒲黄　血余炭　焦艾叶

扶脾调肝汤

泡参　白术　炒白芍　阿胶珠　茯神　软柴胡　甘草　香橼

扶气止血汤

党参　白术　熟地黄　续断　焦艾叶　桑寄生　黄芪

扶阳救脱汤

高丽参　附子　黄芪　浮小麦　乌贼骨　炮姜　炙甘草

G

归地参术汤

当归　熟地黄　阿胶珠　桑寄生　党参　白术　茯神　炙甘草

归地滋血汤

秦当归　熟地黄　鹿角霜　党参　桑寄生　白术　枸杞　萸肉　香附

归芍甘麦汤

当归　杭白芍　白术　柴胡　茯神　甘草　小麦　大枣

归芍异功散加味

党参　白术　茯苓　陈皮　甘草　当归　白芍　怀山药　糯米草根

龟鹿补冲汤

党参　黄芪　龟甲　鹿角胶　乌贼骨

桂附苓术饮

厚附片　肉桂　茯苓　茅苍术　炒远志　生姜皮　制台乌药

桂附止带汤

附片　肉桂　续断　焦艾叶　茯苓　芡实　盐小茴香　乌贼骨　金樱子

H

和营汤

当归身　白芍　桂枝　艾叶　甘草

黄芪八物汤

熟地黄　当归　黄芪　白术　茯苓　川芎　白芍　炙甘草

J

加减安荣汤

人参　当归　白术　茯苓　甘草　灯心草

加减阿胶汤

炒栀子　黄芩　侧柏叶　阿胶　生地黄　白芍

加减半夏茯苓汤

法半夏　茯苓　广陈皮　砂仁　厚朴花　木香　炒蕲艾叶

加减补肾安胎饮

党参　白术　杜仲　茯神　续断　菟丝子　阿胶　蕲艾叶　乌贼骨　桑寄生

加减补中益气汤

黄芪　党参　白术　陈皮　升麻　柴胡　阿胶　焦艾叶　甘草

加减补中益气汤

党参　黄芪　白术　广陈皮　当归　甘草　益母草

加减参苓白术散Ⅰ

党参　茯神　白术　甘草　木香　砂仁　怀山药　扁豆

加减参苓白术散Ⅱ

党参　扁豆　焦白术　茯苓　茅苍术　砂仁　炙升麻　广陈皮

加减参术饮

党参　白术　茯苓　怀山药　砂仁　秦当归　川芎

加减苍莎饮

茅苍术　云苓　香附　台乌药　炮姜　红泽兰　秦当归　川芎　血木通

加减苁蓉菟丝丸

肉苁蓉　菟丝子　覆盆子　枸杞　桑寄生　熟地黄　当归　焦艾叶

加减葱豉汤

炒荆芥　香豉　艾叶　桑枝　广陈皮　葱白

加减丹栀逍遥散

白芍　柴胡　茯苓　白术　牡丹皮　山栀仁　甘草　焦艾叶　益母草

加减断下汤

党参　熟地黄　艾叶　乌贼骨　炮姜　阿胶　附子

加减黑神散

当归尾　赤芍　蒲黄　桂心　炮姜　甘草　炒黑豆　川芎

加减香菱丸

木香　丁香　三棱　枳壳　青皮　川楝子　小茴香　台乌药　香附　莪术

加减荆芥散

炒荆芥　桃仁　五灵脂　荠菜

加减局方五苓散

赤茯苓　赤芍　子芩　甘草梢　琥珀　灯心草

加减两地汤

生地黄　玄参　白芍　地骨皮　阿胶　焦艾叶　益母草

加减龙胆泻肝汤Ⅰ

龙胆草　黄芩　栀子　白芍　红泽兰　牡丹皮　鳖甲　牛膝　白茅根

加减龙胆泻肝汤Ⅱ

龙胆草　黄芩　栀子　泽泻　木通　车前子　当归

加减牛膝汤

土牛膝　归尾　酒丹参　桃仁　香附　台乌药　延胡索　檀香

加减平胃散

扁豆壳　苍术　白术　广陈皮　茯苓　煨木香　建神曲　甘草

加减青蒿鳖甲汤

青蒿　鳖甲　丹皮　生地黄　地骨皮　芍药　麦门冬　茯神

加减清经汤

丹参　地骨皮　白芍　生地黄　黄柏　知母　玄参

加减人参养营汤

潞党参　白术　黄芪　秦当归　熟地黄　香附　焦艾叶　益母草　阿胶珠
甘草

加减十全大补汤

党参　白术　白茯苓　黄芪　当归　熟地黄　炙甘草　龙骨

加减寿脾煎

党参　白术　当归　山药　干姜　白芷　苍术　莲肉　焦艾叶

加减四物汤

秦当归　川芎　酒芍　熟地黄　丹参　香附　泽兰

加减完带汤

泡参　白芍　苍术　茵陈　甘草　荆芥　柴胡　栀子　黄柏　黄连

加减胃苓汤

茅苍术　砂仁　扁豆壳　防己　大腹皮　生姜皮

加减温经汤

当归　川芎　桂心　赤芍　莪术　党参　牛膝　甘草

加减乌药汤

乌药　砂仁　延胡索　木香　槟榔　当归　白芍　甘草

加减五苓散

桂枝　白术　苍术　砂壳　茯苓皮　泽泻　扁豆壳　猪苓

加减五皮饮

茯苓皮　大腹皮　五加皮　桑枝　防己　苍术　建菖蒲　茵陈

加减香砂六君子汤

泡参　茯苓　白术　木香　砂仁　半夏　陈皮　秦当归　川芎

加减逍遥散

丹皮　山栀仁　柴胡　秦当归　白芍　白术　茯神　香附　泽兰

加减一阴煎

生地黄　芍药　熟地黄　知母　地骨皮　麦门冬　炙甘草

加减泽兰汤

泽兰　丹参　当归　酒白芍　甘草　五灵脂　蒲黄　通草

加味补中益气汤 I

黄芪　白术　广陈皮　升麻　柴胡　党参　秦当归　乌贼骨　茜草根

加味补中益气汤 II

党参　白术　甘草　黄芪　当归　陈皮　升麻　柴胡　枳壳　益母草

加味当归散

当归　炒荆芥穗　全蝎　桑寄生　钩藤　僵蚕

加味导痰饮

制半夏　茯苓　陈皮　甘草　枳实　川芎　生姜　青皮　鳖甲

加味二陈汤

陈皮　法半夏　茯苓　甘草　茅苍术　枳壳　生姜

加味二黄汤

生地黄　熟地黄　墨旱莲　女贞子　白术

加味二妙散

苍术　黄柏　土茯苓　白芷　蛇床子　银花

加味佛手散

当归　川芎　党参　香附　台乌药　吴茱萸　桑寄生　延胡索

加味红花散

生地黄　秦当归　赤芍　干荷叶　牡丹皮　红花　蒲黄

加味黄连解毒汤

黄连　黄柏　栀子　黄芩　犀角

加味蠲饮六神汤

胆南星　竹黄　半夏曲　茯神　旋覆花　竹沥　钩藤

加味龙胆泻肝汤

龙胆草　当归　生地黄　泽泻　木通　车前仁　柴胡　黄芩　栀子　莲须
赤芍　甘草

加味牛膝逐瘀散

牛膝　桂心　赤芍　桃仁　当归　木香　川芎　焦艾叶

加味失笑散

益母草　党参　蒲黄　五灵脂

加味四君子汤

党参　白术　茯苓　甘草　秦当归　酒白芍

加味四七汤

紫苏　厚朴　茯苓　半夏　白芷　木香　建菖蒲

加味天麻散

天麻　白附子　天南星　半夏　全蝎　钩藤　广陈皮

加味五苓散Ⅰ

白术　茯苓皮　猪苓　泽泻　肉桂　生姜皮　五加皮　炒远志

加味五苓散Ⅱ

赤茯苓　猪苓　泽泻　茅苍术　桂枝　青木香　滑石　甘草　车前仁

加减五淋散

赤茯苓　赤芍　黄芩　甘草梢

加味异功散

党参　白术　茯苓　甘草　广陈皮　蕲艾叶　乌贼骨　续断

加味栀豉汤

山栀仁　香豆豉　枳壳　竹茹　法半夏　木香　黄连　紫苏叶

减味肾气丸

熟地黄　山萸肉　泽泻　茯苓　怀山药　肉桂　附子

胶艾安胎饮

秦当归　阿胶　蕲艾叶　干地黄　杭白芍　桑寄生　甘草

胶艾八珍汤

党参　白术　茯神　秦当归　川芎　炙甘草　熟地黄　白芍　阿胶　炒蕲艾叶

解郁活血汤

当归　白芍　柴胡　茯苓　薄荷　丹皮　山栀仁　白术　泽兰叶　郁金甘草

解郁调经汤

当归　白芍　丹皮　白术　柴胡　山栀仁　黄芩　红泽兰

荆防双解散

炒荆芥　防风　桑枝　嫩苏梗　淡竹叶　荠菜

K

开郁逐瘀汤

香附　郁金　延胡索　归尾　川芎　青皮　枳壳

L

理气渗湿汤

生香附　木香　砂壳　厚朴花　茅苍术须　五加皮　茯苓皮　桑枝

连翘清心饮

连翘心　莲子心　竹叶心　灯心草　焦栀子　黄连　金银花

凉血二黄汤

生地黄　丹皮　白芍　桃仁　延胡索　黄芩　栀子　姜黄　通草

凉血生地饮

生地黄　丹参　侧柏叶　黄芩　阿胶　甘草　槐花　百草霜

龙胆羚羊角汤

龙胆草　黄芩　干地黄　羚羊角　茯神　丹参　车前仁

鹿角菟丝丸

鹿角霜　菟丝子　牡蛎　白术　杜仲　莲须　银杏　芡实

Q

芩连半夏竹茹汤

黄芩　黄连　法半夏　竹茹　龙胆草　旋覆花　枳壳

清肝养血汤

丹参　生地黄　赤芍　石决明　胆草　木香　焦黄柏　白茅根

清金引血汤

藕节　白茅根　侧柏叶　降香　桑叶　麦门冬　墨旱莲　泽兰

清热固经汤

生地黄　白芍　黄柏　知母　黄连　阿胶　艾叶　甘草　益母草　丹参

清经止崩汤

生地黄　牡丹皮　黄芩　黄柏　白茅根　地榆　炒蒲黄　益母草　棕榈炭

清热地黄饮

生地黄　地骨皮　牡丹皮　花粉　连翘　芦根　淡竹叶

清热通淋汤

黄连　黄柏　龙胆草　焦山栀　甘草梢　车前草

清热通瘀汤

生地黄　赤芍　当归尾　牡丹皮　桃仁　郁李仁

祛风导痰汤

法半夏　陈皮　胆南星　钩藤　茯苓　桂枝　葛根　甘草　荆竹沥

S

参附当归汤

高丽参　附子　当归

参莲艾附汤

党参　莲米　芡实　茯神　艾叶　附片　补骨脂　银杏

参芪救逆汤

党参　黄芪　龙骨　黑附子片　炙甘草　浮小麦　炮姜

参术六味丸

生地黄　山萸肉　怀山药　牡丹皮　泽泻　泡参　白术　茯苓

摄血固冲汤

党参　黄芪　白术　龙骨　乌贼骨　阿胶珠　茜草根　龟甲　广三七　血余炭

生化通经汤

酒丹参　香附　土牛膝　当归尾　桃仁　红花　泽兰

舒郁清肝汤

当归　白芍　白术　柴胡　香附　郁金　黄芩　山栀仁　丹皮　甘草

舒郁清肝饮

生地黄　柴胡　白芍　茯苓　白术　山栀仁　黄芩

疏肝化育汤

柴胡　当归　川芎　白术　茯苓　香附　丹皮　泽泻　艾叶

疏肝解郁汤

香附　青皮　柴胡　郁金　丹参　川芎　红泽兰　延胡索　金铃炭

T

桃红消瘀汤

桃仁　红花　丹参　土牛膝　归尾　乳香　鱼腥草

通经活络汤

瓜蒌　橘络　青皮　丝瓜络　生香附　通草　扁豆　当归身

通脉大生丸

杜仲　续断　菟丝子　桑寄生　艾叶　砂仁　茯苓　山药　首乌　鹿角霜　台乌药　当归　肉苁蓉　车前仁　枸杞　紫河车　荔枝核

通乳散结汤

全瓜蒌　青皮　丝瓜络　橘络　橘叶　郁金　刺蒺藜　蒲公英

W

温寒暖宫汤

厚附片　明沙参　白术　茅苍术　砂仁　茯苓　香附　蕲艾叶　当归　川芎　橘核　荔枝核

温经定痛汤

当归　川芎　延胡索　红花　桂枝　莪术　台乌药

温经化癥汤

秦当归　川芎　莪术　桃仁　吴茱萸　肉桂　盐炒小茴　橘核　乳香　青皮
血竭

温经活血汤

香附　台乌药　吴茱萸　茅苍术　茯苓　当归　川芎　炮姜　乳香

温经摄血汤

泡参　党参　白术　炙甘草　吴茱萸　姜炭　焦艾叶

温经止痛方

川芎　五灵脂　白芷　焦艾叶　香附　生姜

温肾降逆汤

杜仲　续断　菟丝子　桑寄生　炒蕲艾叶　广陈皮　砂仁　法半夏

温肾调气汤

杜仲　续断　桑寄生　台乌药　补骨脂　菟丝子　焦艾叶　炒狗脊

X

香艾芎归饮

香附　焦艾叶　延胡索　当归　川芎

芎归二陈汤

川芎　当归　半夏　陈皮　茯苓　甘草

Y

养阴益气汤

泡参　丹参　地骨皮　白芍　黄柏　麦门冬　五味子

益母佛身散

益母草　当归　川芎

益气补冲汤

党参　白术　云茯神　秦当归　熟地黄　黄芪　枸杞　菟丝子　甘草

益气补元汤

党参　白术　茯神　熟地黄　酒白芍　黄芩　肉桂　炙甘草

益气导溺汤

党参　白术　扁豆　茯苓　桂枝　炙升麻　甜桔梗　通草　乌药

益气升阳除湿汤

党参　白术　炙甘草　陈皮　升麻　柴胡　茯苓　茅苍术　焦柏叶

益气止淋汤

泡参　杜仲　续断　制益智仁　茯苓　甘草梢　炒车前仁　升麻

益肾调经汤

杜仲　续断　熟地黄　当归　白芍　益母草　焦艾叶　巴戟天　乌药

益阴汤

天门冬　麦门冬　女贞子　墨旱莲　白芍　甘草　白茅根　藕节　丹参　香附

银花蕺菜饮

炒荆芥　银花　赤芍　土茯苓　蕺菜（鱼腥草）　甘草

Z

泽兰丹参饮

泡参　酒丹参　泽兰　香附　延胡索　焦艾叶　赤芍　山楂炭　炒黑豆

镇肝熄风汤

生赭石　龙骨　牡蛎　白芍　玄参　天门冬　川楝子　宣木瓜　钩藤

知柏地黄饮

黄柏　黄芩　知母　生地黄　玄参　甘草梢　山栀仁

止痉愈风散

全蝎　蜈蚣　炒荞穗　独活

滋肝养血汤

熟地黄　枸杞　山萸肉　菟丝　怀山药　当归　柏子仁　红泽兰　生谷芽

滋血舒肝汤

当归　白芍　熟地黄　山萸肉　青皮　生麦芽　郁李仁

滋阴活血汤

当归　白芍　熟地黄　天门冬　麦门冬　瓜蒌根　红花　桃仁　山栀仁

参考文献

［1］卓雨农.中医妇科临床手册［M］.成都：四川人民出版社出版，1958

［2］卓雨农.中医妇科治疗学［M］.成都：四川人民卫生出版社，1960

［3］卓雨农.中医妇科治疗学［M］.2版.成都：四川人民卫生出版社，1980

［4］成都中医学院.中医妇科学［M］.上海：上海人民出版社，1964

［5］成都中医学院.中医妇科学［M］.2版.上海：上海人民出版社，1973

［6］成都中医学院妇科教研组.中医妇科学讲义［M］.成都：人民卫生出版社，1961

［7］卓雨农.卓雨农妇科秘诀［M］.成都：四川科学技术出版社，2010

［8］丛春雨.近现代25位中医名家妇科经验［M］.北京：中国中医药出版社，2012

［9］王金鹏.川蜀中医妇科流派研究［D］.成都：成都中医药大学，2011